现代护理研究与实践

王 薇 许淑梅 朱 瑛 编著

汕頭大學出版社

图书在版编目（CIP）数据

现代护理研究与实践 / 王薇，许淑梅，朱瑛编著
-- 汕头：汕头大学出版社，2021.12
ISBN 978-7-5658-4528-4

Ⅰ.①现… Ⅱ.①王… ②许… ③朱… Ⅲ.①护理学 Ⅳ.①R47

中国版本图书馆 CIP 数据核字（2021）第 253232 号

现代护理研究与实践
XIANDAI HULI YANJIU YU SHIJIAN

编　　著：	王　薇　许淑梅　朱　瑛
责任编辑：	郭　炜
责任技编：	黄东生
封面设计：	中图时代
出版发行：	汕头大学出版社
	广东省汕头市大学路 243 号汕头大学校园内　邮政编码：515063
电　　话：	0754-82904613
印　　刷：	廊坊市海涛印刷有限公司
开　　本：	710mm×1000 mm　1/16
印　　张：	17.25
字　　数：	280 千字
版　　次：	2021 年 12 月第 1 版
印　　次：	2022 年 8 月第 1 次印刷
定　　价：	158.00 元

ISBN 978-7-5658-4528-4

版权所有，翻版必究
如发现印装质量问题，请与承印厂联系退换

目 录

第一章 护理质量管理 ... 1
- 第一节 质量管理概述 ... 1
- 第二节 护理质量管理概述 ... 4
- 第三节 护理质量管理方法 ... 15
- 第四节 护理质量评价与持续改进 ... 27

第二章 护理给药 ... 33
- 第一节 给药的基本知识 ... 33
- 第二节 口服给药法 ... 44
- 第三节 注射给药法 ... 47
- 第四节 雾化吸入法 ... 77
- 第五节 药物过敏试验法 ... 89
- 第六节 局部给药 ... 101

第三章 静脉输液与输血 ... 110
- 第一节 静脉输液 ... 110
- 第二节 静脉输血 ... 138

第四章 标本采集 ... 167
- 第一节 概 述 ... 167
- 第二节 各种标本的采集 ... 170

第五章 疼痛病人的护理 ... 202
- 第一节 疼痛概述 ... 202
- 第二节 影响疼痛的因素 ... 209

第三节　疼痛的护理 …………………………………………… 213
第六章　病情观察及危重症病人的管理 …………………………… 227
　　第一节　病情观察 ……………………………………………… 227
　　第二节　危重症病人的管理 …………………………………… 236
　　第三节　常用急救技术 ………………………………………… 244
　第四节　机械通气的护理 ………………………………………… 262
参考文献 ……………………………………………………………… 269

第一章 护理质量管理

第一节 质量管理概述

一、质量管理的相关概念

1. 质量

质量又称为"品质"。这个词常用于两个不同范畴:一方面是指"度量物体惯性大小的物理质量"或"物体中所含物质的量";另一方面是指产品或服务的优劣程度,管理学中是指第二种含义。国际标准化组织对质量的定义是:"反映实体满足明确和隐含需要的能力的特性总和"

质量一般包含3层含义:规定质量、要求质量和魅力质量。规定质量是指产品或服务达到了预定的标准;要求质量是指产品或服务的特性满足了顾客的要求;魅力质量是指产品或服务的特性超出了顾客的期望。

2. 质量管理

质量管理是组织为使产品、过程或服务满足质量要求,达到顾客满意而开展的策划、组织、实施、控制、检查、审核及改进等有关活动的总和。质量管理的核心是制订、实施和实现质量方针与目标,质量管理的主要形式是质量策划、质量控制、质量保证和质量改进。它是全面质量管理的一个中心环节。

3. 质量体系

质量体系指为保证产品、过程或服务质量满足规定(或潜在)的要求,由组织机构、职责、程序、活动、能力和资源等构成的有机整体。按体系目的可分为质量管理体系和质量保证体系两类。

4. 质量控制

质量控制是对影响服务质量的各环节、各因素制订相应的监控计划和程序,对发现的问题和不合格情况进行及时处理,并采取有效纠正措施的过程。质量控制强调满足质量要求,着眼消除偶发性问题,使服务体系保持在既定的质量水平。

5. 质量改进

质量改进是为了向本组织及其顾客提供增值效益,在组织范围内采取措施提高质量效果和效率的活动过程。质量改进的目的是对某一特定的质量水平进行变革,使其在更高水平下处于相对平衡的状态。如护理质量持续改进,其目的就是使护理质量不断提高和改进。

二、质量观的演变

质量观是人们对质量的认识与看法。人们对质量的认知是一个发展变化的过程,它经历了四个不同的阶段。

(一)"符合性质量"阶段

该理念始于20世纪40年代,其基本观点是:质量以符合现行标准的程度作为衡量依据。"符合标准"就是合格的产品,符合的程度反映了产品质量的水平。当确定的产品规格标准可以被有效地检查时,才能确定其产品的符合度;因此,使用"符合性质量"概念更适合于描述产品的标准化程度。

(二)"适用性质量"阶段

该理念始于20世纪60年代,其基本观点是:质量应该以适合顾客需要的程度作为衡量的依据,就是从使用产品的角度来定义产品质量。从"符合性"到"适用性",反映了人们在对质量的认识过程中,已经开始把顾客需求放在首要位置。两者根本的区别是:前者是以明确的规格作为生产过程中的检查标准;而后者则认为衡量产品最终的质量标准不仅是产品的规格,还应该包括客户"隐含"的期望。

(三)"满意性质量"阶段

该理念产生于20世纪80年代。这一时期提出的"全面顾客满意"概念将质量管理带入一个新的阶段,即全面质量管理阶段。全面质量管理的理念是组织应该以"全面顾客满意"为核心,它涉及组织运行的全部过程,组织的全体员工都应具有质量的责任。全面顾客满意不仅体现在产品整个生命周期中所有用户的满意,还应包括组织本身的满意,以及与自然、社会环境相适应。

某种程度上,质量管理已经不再局限于质量职能领域,而演变为一套以质量为中心,综合的、全面的管理方式和理念。全面质量管理活动的兴起使质量管理更加完善,并成为一种新的科学化管理技术,目前举世瞩目的ISO 9000族质量管理标准、美国波多里奇奖、日本戴明奖等各种质量奖等,都是以全面质量管理的理论和方法为基础的。

(四)"卓越性质量"阶段

"卓越性质量"的核心是"零缺陷"。"零缺陷"管理的主旨是采取预防控制和过程控制,通过流程设计、优化与持续改进,达到零缺陷生产、降低成本、提高生产率和市场占有率以及顾客满意度和忠诚度的目的。六西格玛管理是"零缺陷"质量管理思想在实践中的具体应用。20世纪90年代,摩托罗拉、通用电气等世界顶级企业相继推行六西格玛管理,逐步确立了全新的卓越性质量观念。六西格玛的质量标准中,它的合格率达到99.99966%,即每100万次操作或服务机会中仅有3.4次错误,这几乎趋近到人类能够达到的最为完美的境界,因此称为卓越质量。

纵观人类质量观的演变史,如果说"符合性质量"和"适用性质量"是为了防止顾客不满意,那么"满意性质量"和"卓越性质量"则是为了创造顾客的满意度和忠诚度。

第二节 护理质量管理概述

护理质量管理是护理管理的核心,也是护理管理的重要职能,直接反映护理工作的内涵和特点。护理质量不仅取决于护士的综合素质和技术水平,而且与护理管理方法和管理水平密切相关。科学、有效、严谨、完善的管理不仅是促进护理质量不断提高的重要保证,更是为病人提供安全护理的重要保障。因此,如何为病人提供全面、系统、高质量的护理服务,满足他们的需求,是护理管理者面临的主要任务。

一、护理质量管理的概念

护理质量管理是指按照护理质量形成的过程和规律,对构成护理质量的各要素进行计划、组织、协调和控制,以保证护理工作达到规定的标准和满足服务对象需要的活动过程。开展护理质量管理,应注意以下要点:第一,必须建立完善的护理质量管理体系,并使之有效运行;第二,要制定合理的护理质量标准,使得管理有据可循;第三,要对护理过程中构成护理质量的各要素,按标准进行质量控制;第四,在护理质量管理过程中,各个环节相互制约、相互促进、不断循环、周而复始,质量逐步提高,形成一套质量管理体系和技术方法。

二、护理质量管理基本原则

1. 以病人为中心原则

病人是医疗护理服务的中心,是医院赖以存在和发展的基础。以病人为中心的原则强调:无论是临床护理工作流程设计、优化,护理标准制定,还是日常服务活动的评价等管理活动中都必须打破以工作为中心的模式,建立以尊重病人人格,满足病人需求,提供专业化服务,保障患者安全为核心的文化与制度。

2. 预防为主原则

在护理质量管理中树立"第一次把事情做对"的观念,对形成护理质量的要素、过程和结果的风险进行识别,建立应急预案,采取预防措施,降低护理质量缺陷的发生。应尽量采用事前控制的方式,防微杜渐,要知道质量是做出来的而不是检查出来的。

3. 全员参与原则

护理服务的每个环节和每个过程都是护士辛勤劳动的结果,各级护理管理者和临床一线护士的态度和行为直接影响着护理质量。因此,护理管理者必须重视人的作用,对护士进行培训和引导,增强护士的质量意识,使每一位护士能自觉参与护理质量管理工作,充分发挥全体护士的主观能动性和创造性,不断提高护理质量。如品管圈管理,就是发挥全体护士,特别是临床一线护士的积极性,进行质量管理。

4. 基于事实的决策方法原则

有效的决策必须以充分的数据和真实的信息为基础。护理管理者要运用统计技术,对护理质量要素、过程及结果进行测量和监控,分析各种数据和信息之间的逻辑关系,寻找内在规律,比较不同质量控制方案优劣,结合过去的经验和直觉判断,做出质量管理决策并采取行动,这是避免决策失误的重要原则。近年来,护理管理者通过不良事件的采集、分析,获得护理质量管理的基本数据,并针对性地提出解决方案,就是基于事实的决策方法。

5. 持续改进原则

持续改进是指在现有服务水平上不断提高服务质量及管理体系有效性和效率的循环活动。护理质量没有最好,只有更好,要强化各层次护士,特别是管理层护士追求卓越的质量意识,以追求更高的过程效率和有效性为目标,主动寻求改进机会,确定改进项目,而不是等出现了问题再考虑改进。

三、护理质量管理基本标准

(一)标准及标准化的概念

1. 标准

标准是指为在一定范围内获得最佳秩序,对活动或其结果规定共同的和重复使用的规则、导则或特性的文件。它以科学技术和实践经验为基础,经有关方面协商同意,由公认的机构批准,以特定的形式发布,具有一定的权威性。我国的标准分国家标准、行业标准、地方标准和企业标准4级。

2. 标准化

标准化是为在一定范围内获得最佳秩序,对实际的或潜在的问题制定共同和重复使用规则的活动,包括制定、发布、实施和改进标准的过程。标准化过程不是一次完结,而是不断循环螺旋式上升;每完成一次循环,标准水平就提高一步。标准化的基本形式包括:简化、统一化、系列化、通用化和组合化。

(二)护理质量标准的概念及分类

1. 护理质量标准

护理质量标准是依据护理工作内容、特点、流程、管理要求、护士及服务对象的需求和特点制订的护士应遵守的准则、规定、程序和方法。护理质量标准由一系列具体标准组成,如在医院工作中,各种条例、制度、岗位职责、医疗护理技术操作常规均属于广义的标准。《中华人民共和国护士条例》《病历书写规范》《综合医院分级护理指导原则》《常用临床护理技术服务规范》等,均是正式颁布的国家标准。

2. 护理质量标准分类

护理质量标准目前没有固定的分类方法。依据使用范围分为护理业务质量标准、护理管理质量标准;根据使用目的分为方法性标准和衡量性标准,其中方法性标准包括质量计划标准(如工作计划、技术发展规划)、质量控制标准(如病人满意率、不良事件上报率)、工作实施标准(如护士工作职责、技术操作规范),衡量性标准即质量检查评价标准(如病区管理标准、基础护理合格标准),根据管理过程结构分为要素质量标准、过程质量标准和终末质量标准。要素质量、环节质量和终末质量标准是不可分割的标准体系,下面具体阐述:

(1)要素质量标准:要素质量是指构成护理工作质量的基本元素。要素质量标准既可以是护理技术操作的要素质量标准,也可以是管理的要素质量标准,每一项要素质量标准都应有具体的要求。如原卫生部三级综合医院评审标准中对临床护理质量管理与改进的具体要求是:根据分级护理的原则和要求建立分级护理制度质量控制流程,落实岗位责任制,明确临床护理内涵及工作规范;有护理质量评价标准和考核指标,建立质量可追溯机制等。

(2)过程质量标准:过程质量是各种要素通过组织管理所形成的各项工作能力、服务项目及其工作程序或工序质量,它们是一环套一环的,所以又称为环节质量。在过程质量中强调协调的护理服务体系能保障提供高效、连贯的护理服务。在临床护理工作中,入出院流程、检查流程、手术病人交接、诊断与治疗的衔接,甚至是某项具体的护理技术操作,都涉及过程质量标准的建立。

(3)结果质量标准:护理工作的终末质量是指病人所得到护理效果的综合质量。它是通过某种质量评价方法形成的质量指标体系。例如住院病人是以重返率(再住院与再手术)、死亡率(住院死亡与术后死亡)、安全指标(并发症与患者安全)三个结果质量为重点。这类指标还包括病人及社会对医疗护理工作满意率等。

(三)护理质量标准化管理

护理质量标准化管理,就是制定护理质量标准,执行护理质量标准,并不断进行护理标准化建设的工作过程。

1. 制定护理质量标准的原则

(1)客观性原则:没有数据就没有质量的概念,因此在制定护理质量标准时要用数据来表达,对一些定性标准也尽量将其转化为可计量的指标。

(2)科学性原则:制定护理质量标准既要符合法律法规和规章制度要求,又要满足病人的需要;护理工作对象是人,任何疏忽、失误或处理不当,都会给病人造成不良影响或严重后果。因此,要以科学证据为准绳,在循证的基础上按照质量标准形成的规律结合护理工作特点制定标准。

(3)可行性原则:从临床护理实践出发,掌握医院目前护理质量水平与国内外护理质量水平的差距,根据现有的护士、技术、设备、物资、时间、任务等条件,制定切实可行的护理质量标准和具体指标。制定标准值时应基于事实又略高于事实,即标准应是经过努力才能达到的。

(4)严肃性和相对稳定性原则:在制定各项护理质量标准时要有科学的依据和群众基础,一经审定,必须严肃认真地执行。凡强制性、指令性标准应真正成为质量管理的法规;其他规范性标准,也应发挥其规范指导作用。因此,需要保持各项标准的相对稳定性,不可朝令夕改。

2. 制定护理质量标准的方法和过程

制定护理标准的方法和过程可以分为四个步骤:

(1)调查研究,收集资料:调查内容包括国内外有关护理质量标准资料、相关科研成果、实践经验、技术数据的统计资料及有关方面的意见和要求等。调查方法要实行收集资料与现场考察相结合,典型调查与普查相结合,本单位与外单位相结合。

(2)拟定标准,进行验证:在调查研究的基础上,对各类资料、数据进行深入分析、归纳和总结,然后初步形成护理质量管理标准。初稿完成后应与护理质量管理专家及临床一线护士进行讨论,征求意见、建议,论证其科学性及可行性等,形成试行稿。然后在小范围内进行试验,进行护理质量标准的可操作性测试,测试后根据结果再次修订,形成最终的质量标准。

(3)审定、公布、实行:根据不同质量标准的类别,对拟定的护理质量标准报相关卫生行政主管部门或医院进行审批,公布后在一定范围内实行。

(4)标准的修订:随着护理质量管理实践的不断发展,原有的标准不能适应新形势的要求,此时就应该对原有质量标准进行修订或废止,制定新的标准,以保证护理质量的不断提升。护理管理人员应定期开展对标准的复审及修订工作。

总之,护理质量标准是护理管理的重要依据,它不仅是衡量护理工作优劣的准则,也是护士工作的指南。建立系统的、科学的和先进的护理质量标准与评价体系,有利于提高临床护理质量,保证病人安全。

四、护理质量管理过程

(一)建立质量管理体系

健全的质量管理体系是保证护理质量持续改进的前提和关键。护理质量管理体系是医院质量管理体系的一部分,应与医院质量管理体系同步建立。一般来说,根据医院规模和护理部的管理模式,应建立护理部—科护士长—护士长三级护理质量管理体系或护理部—护士长两级护理质量管理体系,并根据需求设立护理质量管理办公室负责日常工作,明确规定每一位护士在质量工作中的具体任务、职责和权限,充分发挥各级护理管理人员的职能。只有这样,才能有效地实施护理管理活动,保证服务质量的不断提高。

(二)制定质量标准

护理质量标准是规范护士行为和评价护理质量的依据。护理管理者的一个重要任务就是建立护理质量标准,并根据实际情况的变化不断更新护理质量标准。应以病人需求为导向,以科学发展观为指导,依据国家、部门或行业标准,结合各医院的实际情况制定一系列护理质量标准。制定标准的原则和步骤上文已陈述,但需注意:单位、地区标准要服从于国家和行业标准,可以高于但不能低于国家和行业标准。

(三)进行质量教育

护士的质量意识和观念将直接影响护理行为活动及结果,因此,要做好护理质量管理工作,关键在于提高护士的质量意识。护理管理人员要在各个层面加强质量教育:一方面,要不断增强全体护士的质量意识,使护士的质量观念与医学模式的发展相适应,认识到自己在提高质量中的责任,明确提高质量对整个社会和医院的重要作用;另一方面,要有步骤地开展护理质量标准和质量管理方法的教育,提升护士对质量标准的执行能力,促使护士掌握和运用质量管理的方法和技术,并帮助她们应用于临床实践,不断地提高护理工作质量。

(四)实施全面质量管理

通过质量教育环节,各级护理管理者和护士已经认真学习并充分了解了质量标准的内容,掌握了质量标准的要求,就应实施全面护理质量管理。首先,要促使大家自觉执行标准,保证质量标准的落实;其次,建立质量可追溯机制,利用标签、标识、记录等对服务进行唯一标识,以防物质误用和出现问题时能追查原因,如灭菌物品的追溯系统;再次,建立监督检查机制,各级护理管理者应按质量标准要求进行监控,随时纠正偏差,可采用定期与不定期检查相结合的方式;最后,对于质量管理的方法和技术难题、临床突发事件等,开展质量管理的指导工作。

(五)评价与持续改进

评价是不断改进护理质量管理,增强管理效果的重要途径。评价一般指衡量所定标准或目标是否实现或实现的程度如何,即对一项工作成效大小、工作好坏、进度快慢、对策正确与否等方面做出判断的过程。评价贯穿工作的全过程,不应仅在工作结束之后。质量评价结果要通过向上反馈、平行反馈、向下反馈等形式告知相关的单位、部门和个人,有利于质量工作的改进,也为护理质量持续改进奠定基础。

五、护理服务与质量管理

马克思阐明了服务是作为商品提供的劳动本身,而劳动本身与支付报酬者关系的直接性,则是服务使用价值的真实体现;因此,服务质量比产品质量与消费者联系的更紧密,服务质量管理也尤为重要。

(一)护理服务概述

护理服务是指护士借助各种资源向护理服务对象提供的各种服务。其目标是在确保患者安全的前提下,提供及时、有效、让病人满意的服务。根据护理工作范围,护理服务可分为门诊护理服务和住院护理服务;根据服务的迫切程度,护理服务可分为维护生命的护理服务、一般性护理服务、预防和保健性护理服务。

随着护理服务理念从"以疾病为中心"转变为"以病人为中心",护理服务意识不断增强,护理服务呈现出以下发展趋势:①从生理服务转向综合服务;②从被动服务转向主动服务;③从粗放式服务转向精细化服务;④从普遍化服务转向个性化服务等。护士在临床实践中不断创新服务理念和服务方式，为病人提供人性化服务、温馨服务、便捷服务等。

护理质量是在护理服务活动过程中逐步形成的，要使护理服务过程中影响质量的因素都处于受控状态，必须进行护理质量管理；要使护理服务对象的需求得到满足，提供优质护理服务，也必须进行护理质量管理，并针对性地开展满意度测评、投诉处理等。

(二)护理服务对象分析

"病人"是对医疗护理服务对象的传统称谓，但就医人群不仅指病人，还包括健康人群；因此，"就诊者""就医顾客"的概念正在逐渐取代传统认识。这些转变也带来了护士角色心理、服务职能的转变，如护士由心理上位转变为心理等位，以更加尊敬和平等的心态对待病人。

护理服务对象的心理特点及需求一般包括：

1. 求愈心理

是对恢复健康的心理渴求，因此预防和治疗疾病的良好效果是其对医疗护理质量的核心需求。

2. 求快心理

时间意味着痛苦和成本，希望药到病除是就诊者的普遍心理特点，其需求延伸为检查、治疗、护理服务的便利、快捷。

3. 求廉心理

所有就诊者都希望物美价廉，即享受优质护理服务的同时支付的费用低、透明度高。

4. 求名、求新心理

是追求名院、名医及新业务、新技术的心理，因此就诊者在医疗护理服务中有对知名医院、优势学科等的品牌需求。

除此之外,就诊者还具有熟人心理、求优心理、求安全心理等特点,深入地分析和了解其心理特点和相应的服务需求,有助于针对性的制定改进护务的措施,提供就诊者满意的护理服务。

(三)满意度测评

1. 满意度的概念

满意是一种心理状态。是否满意取决于地点、时间、事件、个人价值观和期望值等。顾客在接受服务的过程中,当现实情况与期望一致时,产生满意的心理反应,表现为忠诚于该组织和服务;当现实情况小于期望值时,则产生不满意心理,表现为抱怨甚至投诉。如果抱怨没有得到及时有效的处理,顾客就会放弃该组织和服务,组织也就失掉了顾客;如果大部分顾客产生不满意心理,则组织就会失掉市场。

满意度是服务达到顾客期望值的程度。医疗服务的满意度包括就诊者满意度、员工满意度和社会满意度三个方面,三者互相联系、互相影响。通常情况下,护理服务满意度主要指就诊者对护理服务的满意度,即护理服务对象满意度。

2. 护理服务对象满意度测评

护理服务对象满意度测评主要分满意度调查、满意度分析、改进服务三部分进行。

(1)满意度调查:包括确定调查内容,选择调查指标,设计调查表,运用适当的调查方法,实施调查。满意度调查可采用定期调查与不定期抽查的形式,一般医疗机构都是按月进行调查。

根据满意度调查对象的范围,一般分为住院病人、门诊病人、社区满意度调查等。针对不同的调查对象,应设计相应的调查表。调查表的形式、内容繁多,各类满意度调查表从不同程度满足调查内容的要求,但设计时应注意以下几点:①引言要充分表达对护理服务质量改进的愿望,取得填写者的配合;②就诊者群体文化参差不齐,文字描述要简单明了,不宜有专业术语;③条目应有针对性,不宜过多;④预留就诊者表达主观意愿的空间,便于填写条目中未提及内容;⑤一般情况下,满意度应进行匿名调查。

(四)投诉处理

随着人们对医疗护理服务认识的深入,越来越多的病人开始注重保护自身权益,投诉也随之增多,有些医院甚至专门成立了投诉接待部门,处理病人及家属的投诉。事实上,正确对待及处理客户投诉,增加病人的客户价值,将不满的病人变成忠诚的病人,也有助于提升护理服务水平,提升医院的形象。

处理投诉的具体步骤如下:

1. 用心倾听抱怨

用心倾听有助于了解投诉者的真正需求,获得处理投诉的重要信息。在倾听时应注意:保持足够的耐心,并对他们的感受表示理解,但不要急于辩解甚至反驳,否则只会让投诉者更加坚持自己的观点,使事情更加难以处理。

2. 允许投诉者发泄情绪

当投诉者发泄不满情绪时,不宜中途打断;只要没有过激行为,就应该让他们把要说的话以及要表达的情绪都充分地发泄出来。不良情绪发泄后,投诉者心情会逐渐平静,利于事情的处理。

3. 确认问题

倾听过程中认真了解事情的所有细节,确认问题的症结所在,并做好记录。必要时引导投诉者说出问题的关键点,但应注意不使对方产生被质问的感觉,而是以关心和解决问题的角度请对方提供情况。

4. 真诚的道歉

如果发现护理服务存在问题,应真诚地向投诉者道歉。护理投诉多见于服务态度问题或者沟通问题,有些投诉没有得到良好的解决,主要在于护士漠不关心或者据理力争,从而导致矛盾愈演愈烈,适时的道歉往往能取得病人的谅解。

5. 切实解决问题

解决问题是最关键的一步。问题解决得好,病人感到满意,不仅为医院培养了忠诚的客户,还可以提升医院护理队伍的整体形象。一般来说,应主动了解投诉者的诉求,尽量提出让其满意的解决方案,并积极落实。解决问题时要注意把握尺度,不能超越基本原则,但应让投诉者感受到护理管理者一直在积极主动地解决问题。

6. 礼貌的结束

投诉的问题解决以后,还应询问投诉者是否满意？是否还有别的问题？最后,应真诚地对其表示感谢。

在投诉的处理过程中,还应注意以下几点:第一,护理管理者应积极的对待投诉,意识到投诉对提升护理服务的意义;第二,任何护士都有接待、处理投诉的义务,不应推诿病人,如自身不具备处理投诉的能力,也应在第一时间转至护士长或护理部处理;第三,及时发现服务缺陷和病人的潜在抱怨情绪,应注意加强沟通、避免投诉的发生;第四,应建立投诉处理制度和流程,投诉反映的问题要及时解决,强化投诉处理的科学管理。

第三节 护理质量管理方法

常用的护理质量管理方法有 PDCA 循环、追踪法、六西格玛和临床路径等。其中 PDCA 循环是护理质量管理最基本的方法之一。

一、PDCA 循环

(一)PDCA 循环的概念

PDCA 循环(PDCA cycle)由美国质量管理专家爱德华·戴明(W. Edwards Deming)于 1954 年提出,又称"戴明环"(Deming cycle),包含 4 个阶段,即计划(plan)—实施(do)—检查(check)—处理(action),是一种程序化、标准化、科学化的管理方式。由于 PDCA 循环发现问题和解决问题的本质,其作为质量管理的基本方法,已经广泛应用于医疗和护理领域的各项工作中。

(二)PDCA 循环的步骤

每一次 PDCA 循环都要经过 4 个阶段,8 个步骤。

1. 计划阶段

第一步,分析质量现状,找出存在的质量问题;第二步,分析产生质量问题的原因或影响因素;第三步,找出影响质量的主要因素;第四步,针对影响质量的主要原因研究对策,制订相应的管理或技术措施,提出改进的行动计划,并预测实际效果。解决问题的措施应具体而明确,回答 5W1H 内容,即原因(why)、事件(what)、地点(where)、时间(when)、人员(who)、方法(how)等六个方面。

2. 实施阶段

按照预定的质量计划、目标、措施及分工要求付诸实际行动。此为 PDCA 循环的第五步。

3. 检查阶段

根据计划要求,对实际执行情况进行检查,将实际效果与预计目标进行对比分析,寻找和发现计划执行中的问题并进行改进。此为 PDCA 循环的第六步。

4. 处置阶段

对检查结果进行分析、评价和总结。具体分为两个步骤进行：第七步，把成果和经验纳入有关标准和规范之中，巩固已取得的成绩，防止不良结果再次发生；第八步，把没有解决的质量问题或新发现的质量问题转入下一个PDCA循环，为制定下一轮循环计划提供资料。

以上四个阶段不是运行一次就结束，而是周而复始的进行，阶梯式的上升。原有的质量问题解决了，又会产生新的问题，问题不断产生又不断被解决，PDCA循环不停地运转，这就是护理质量持续改进的过程。

(三)PDCA循环的特点

1. 系统性

PDCA循环作为科学的工作程序，从结构看循环的4个阶段是一个有机的整体，缺少任何一个环节都不可能取得预期效果，比如计划不周，会给实施造成困难；有工作布置无后续检查，结果可能会不了了之；不注意将未解决的问题转入下一个PDCA循环，工作质量就难以提高。

2. 关联性

PDCA循环作为一种科学的管理方法，适应于各项管理工作和管理的各个环节。从循环过程看，各个循环彼此关联，相互作用。护理质量管理是医院质量管理循环中的一个子循环，与医疗、医技、行政、后勤等部门质量管理子循环共同组成医院质量管理大循环。而各护理单元又是护理质量管理体系中的子循环。整个医院运转的绩效，取决于各部门、各环节的工作质量，而各部门、各环节必须围绕医院的方针目标协调行动。因此，大循环是小循环的依据，小循环是大循环的基础。通过PDCA循环把医院的各项工作有机地组织起来，达到彼此促进，持续提高的目的。

3. 递进性

PDCA 循环作为一个持续改进模型,从结果看是阶梯式上升的。PDCA 循环不是一种简单的周而复始,也不是同一水平上的循环。每次循环,都要有新的目标,都能解决一些问题,就会使质量提高一步,接着又制订新的计划,开始在较高基础上的新循环。这种螺旋式的逐步提高,使管理工作从前一个水平上升到更高一个水平。

二、追踪法

(一)追踪法的概念

追踪法又翻译为追踪检查法、追踪方法学,是美国医院认证联合委员会国际部在医院质量论证中常用的一种方法。尽管追踪学取初主要用于第三方评审机构对医疗机构进行评审,但是近年来越来越多的医院管理者借鉴追踪检查的方法进行医院管理与质量持续改进。

追踪法是一种过程管理方法,通过跟踪病人的就诊过程或医院某一系统的运行轨迹,评价医院管理系统及考核医院整体服务,促进医疗服务质量的持续改进。与传统检查方法相比,追踪法能使检查者更客观地评估医院日常功能运行情况和流程执行情况,同时能帮助检查者识别服务流程中影响医疗服务质量的缺陷及危害病人、家属及医务人员的潜在风险。

(二)追踪法的分类

追踪法包括个案追踪和系统追踪两种类型。

1. 个案追踪

是指追踪病人的就医过程,通过评价各个环节医疗活动是否满足了病人就医需要,各个环节服务质量及安全性是否为高标准,为病人提供最优质的医疗护理服务。

2. 系统追踪

是建立在个案追踪基础之上的一种系统途径的评估方法,它通过整个医院的服务流程追踪一定数量的病人,来评估系统的完整性。系统追踪分为药品管理、感染控制、改进患者安全与医疗质量、设施管理和安全系统4类。

(三)追踪法的实施

1. 追踪法的步骤实施

追踪法的基本步骤包括三个方面:首先,检查者以面谈及查阅文件的方式,了解医院是否开展和如何进行系统性的风险管理;其次,以病人个体和个案追踪的方式,实地访查第一线工作人员以及医院各部门的医疗服务质量,了解医疗服务流程的落实程度;最后,检查者以会议形式讨论和交换检查结果,并根据发现问题进行系统追踪,提出改进意见。

2. 追踪目标病人的选择

追踪法的核心是"以病人为中心",强调病人安全及医疗服务质量持续改进;无论个案追踪还是系统追踪,都涉及追踪病人的就医过程,因此,追踪目标病人的选择是实施追踪法的前提和基础,一般应根据以下标准选择:①医疗机构诊治的前五大类病人(如某三级甲等医院前五类病人为顺产、胆囊结石、老年性白内障、尿石症、胃癌);②跨越多个服务项目的病人(如转科病人、手术病人、需随访者等);③转院病人;④当天或第二天即将出院的病人;⑤如进行系统追踪,则选择与该系统相关的病人。

3. 追踪检查的主要内容

(1)个案追踪:是观察病人的整个诊疗过程,按照事先设计的表格,认真记录每个环节的衔接和对病人的处置,然后评价各个工作环节及衔接是否规范合理,包括资料数据使用、病人移动、治疗护理过程及院内感染控制等。

个案追踪的主要内容包括但不限于:①病人相关记录,包括病历、护理记录、个人信息等;

②直接观察病人治疗计划的制订过程、治疗过程、用药过程;③观察感染预防和控制;④观察环境对安全的影响及员工在降低风险方面的作用;⑤观察急诊管理和病人流程问题,其他辅助科室的流程问题;⑥与病人或家属交谈,核实相关问题;⑦与员工面谈;⑧必要时审核会议纪要和程序。

为了便于追踪,可设计个案追踪地图,检查组根据图示的内容和流程进行追踪。

(2)系统追踪:系统追踪集中考察医院的某个系统、功能模块甚至具体环节,其主要内容包括但不限于:①评价有关环节的表现,特别是相关环节的整合与协调;②评价各职能部门和科室之间的沟通;③发现相关环节中潜在的问题;④与追踪环节相关人员的讨论,获取信息。例如:检验标本分析前质量控制包括医生开申请单、病人准备、护士标本采集、标本运送等多个环节,质量控制难度大;可采用系统追踪法对分析前阶段的各个环节进行追踪检查,找出关键因素和不合理环节,改进和优化流程,提升分析前质量控制水平。

三、六西格玛

(一)六西格玛的内涵及管理

1. 六西格玛的内涵

西格玛(σ)是希腊文的字母,在统计学中称为标准差,用来表示数据的分散程度,以此描述总体中的个体离均值的偏离程度。西格玛表示了诸如单位缺陷、百万缺陷或错误的概率性,西格玛值越大,缺陷或错误就越少。一般企业的瑕疵率大约是3到4个西格玛,以4西格玛而言,相当于每一百万个机会里,有6210次误差。而六西格玛是一个目标,这个质量水平意味着每做100万件事情,其中只有 3.4 件是有缺陷的,这几乎趋近到人类能够达到的最为完美的境界。

2. 六西格玛管理

六西格玛是帮助企业集中于开发和提供近乎完美产品和服务的一个高度规范化的过程,它通过"测量"一个过程有多少个缺陷,并系统地分析出怎样消除它们并尽可能地接近"零缺陷",进行质量管理。其核心是追求零缺陷生产、防范产品责任风险、降低成本、提高生产率和市场占有率、提高顾客满意度和忠诚度。六西格玛管理既着眼于产品和服务质量,又关注过程的改进,是获得和保持企业在经营上成功并将其经营业绩最大化的综合管理体系和发展战略,是使企业获得快速增长的经营方式。

(二)六西格玛管理的特征

1. 以顾客为关注焦点

六西格玛管理的出发点就是顾客最需要的是什么?最关心的是什么?根据顾客的需求来确定管理项目,将重点放在顾客最关心和对组织影响最大的方面。通过提高顾客满意度和降低资源成本,提升顾客满意度和服务水平,促使业绩提升。

2. 注重数据和事实

用数据说话是六西格玛的精髓。六西格玛管理广泛采用各种统计技术工具,使管理成为一种可测量、数字化的科学。

3. 重视产品和流程的突破性质量改进

六西格玛项目的改进都是突破性的。通过改进使产品质量得到显著提高,或者使流程得到改造,从而使组织获得显著的经济利益。

4. 有预见的积极主动管理

六西格玛包括一系列工具和实践经验,它用动态的、即时反应的、有预见的、积极主动的管理方式取代被动的习惯,促使企业在追求几乎完美的质量水平而不容出错的竞争环境下快速向前发展。

5. 倡导无界限合作

六西格玛管理中通过确切的理解最终用户和流程中工作流向的真正需求,以广泛沟通为基础,营造出一种真正支持团队合作的管理结构和环境。

(三)六西格玛管理的实施程序

1. 辨别核心流程和关键顾客

①辨别核心流程;②界定业务流程的关键输出物和顾客对象;③绘制核心流程图。

2. 定义顾客需求

①收集顾客数据,制定顾客反馈战略;②制定绩效指标及需求说明;③分析顾客各种不同的需求并对其进行排序。

3. 针对顾客需求评估当前行为绩效

①选择评估指标;②对评估指标进行可操作性的界定,以避免产生误解;③确定评估指标的资料来源;④准备收集资料;⑤实施绩效评估,并检测评估结果的准确性和价值所在;⑥通过对评估结果所反映出来的误差进行数量和原因方面分析,识别可能的改进机会。

4. 辨别优先次序,实施流程改进

六西格玛管理模式是系统地解决问题的方法和工具。它主要包含一个流程改进模式,即 DMAIC 模式,该流程用于每一个环节的不断改善,使控制目标达到"零缺陷"水平。具体解释如下:

(1)界定:陈述问题,确定改进目标及其进度,制订进度计划,是六西格玛项目的起点也是至关重要的第一步。

(2)测量:识别并量化顾客的关键要求,收集数据,了解现有质量水平。

(3)分析:分析数据探究误差发生的根本原因,利用统计学工具对整个系统进行分析,找到影响质量的关键因素。

(4)改进:针对关键因素确立最佳改进方案,在分析的基础上提出并验证措施,并将措施标准化。这个步骤需不断测试以检测改善后的方案是否有效。

(5)控制:确保所做的改善能够持续下去,避免错误再度发生,采取有效措施以维持改进的结果。控制是六西格玛能长期改善品质与成本的关键。

5. 扩展、整合西格玛管理系统

①提供连续的评估以支持改进。②定义流程负责人及其相应的管理责任。③实施闭环管理,不断向6西格玛绩效水平推进。

(四)六西格玛管理的优点

1. 提升组织管理能力

六西格玛管理以数据和事实为驱动器,提升组织的管理能力。管理大师韦尔奇在通用电气公司2000年年报中所指出:"六西格玛管理所创造的高品质,已经奇迹般地降低了通用电气公司在过去复杂管理流程中的浪费,简化了管理流程,降低了材料成本"。

2. 节约组织运营成本

对于企业而言,所有的残次品要么被废弃,要么需要重新返工,要么需要在客户现场维修、调换,这些都需要花费企业成本。质量缺陷的发生率下降将有效节约组织的运行成本。

3. 增加顾客价值

六西格玛管理促使组织从了解并满足顾客需求到实现最大利润之间的各

个环节实现良性循环:首先了解和掌握顾客的需求,然后采用六西格玛管理减少随意性和降低差错率,从而提高了顾客满意度,增加了顾客价值。通用电气的医疗设备部门在导入六西格玛管理之后创造了一种新的技术,以往病人需要3分钟做一次全身检查,现在却只需要1分钟了,因而出现了令公司、医院、病人三方面都满意的结果。

4. 改进服务水平

六西格玛管理不但可以用来改善产品品质,而且可以用来改善服务流程,因此对顾客服务的水平也得以提高。

5. 营造积极向上的组织文化

通过实施六西格玛管理,员工十分重视产品、服务质量以及顾客的要求,并力求做到最好,由此形成每个人努力保证质量,不断提高效率的工作氛围,营造出积极向上的组织文化。

四、临床路径

(一)临床路径概念

临床路径是由临床医师、护士及支持临床医疗服务的各专业技术人员共同合作为服务对象制定的标准化诊疗护理工作模式,同时也是一种新的医疗护理质量管理方法。

(二)临床路径的发展

20世纪80年代初,美国人均医疗费用由60年代的80美元上涨到1710美元,增加了20多倍。美国政府为了遏止医疗费用不断上涨的趋势和提高卫生资源的利用率,以法律的形式实行了以耶鲁大学研究者提出的诊断相关分类为付款基础的定额预付款制(DRGs—PPS)。这一改革给医院带来了经济风险,如果医院提供的实际服务费用低于DRGs—PPS的标准费用,医院才能盈利,否则医院就会出现亏损。在这种情况下,医院为了生存,开始探索和研究低于DRGs—PPS标准费用的服务方法与模式,以保证医疗质量的持续改进和成本的有效控制。1990年,美国波士顿新英格兰医疗中心医院选择了DRGs中的某些病种,在住院期间按照预定的诊疗计划开展诊疗工作,既可缩短平均住院天数和节约费用,又可达到预期的治疗效果。此种模式提出后受到了美国医学界的高度重视,逐步得到应用和推广。后来人们将这种模式称为临床路径。

目前美国已有60%以上的医疗机构相继采用临床路径。英国、澳大利亚、日本、新加坡及我国台湾地区的应用也逐渐增加。我国大陆自1998年一些城市的大医院相继引入这一新的管理模式,并开展了部分研究和临床路径试点工作。2009年卫生部制定了《临床路径管理指导原则》,在50家医院开展临床路径管理试点工作。

(三)临床路径的实施

临床路径的实施过程是按照PDCA循环模式进行的,包括以下几个阶段:

1. 前期准备

成立临床路径实施小组;收集基础信息;分析和确定实施临床路径的病种或手术,选入原则为常见病、多发病和费用多、手术或处置方式差异小,诊断明确且需住院治疗的病种。

2. 制定临床路径

制定临床路径方法主要为专家制定法、循证法和数据分析法。制定过程中需要确定流程图、纳入标准、排除标准、临床监控指标与评估指标、变异分析等相关的标准,最终形成临床路径医生、护士和病人版本。各版本内容基本相同,但各有侧重,详略程度和使用范围有所不同,这也可以增进医护人员与病人的沟通,有利于病人参与监控,保证临床路径措施的落实。

3.实施临床路径

按照既定路径在临床医疗护理实践中落实相关措施。

4.测评与持续改进

评估指标可分为以下 5 种:年度评估指标(平均住院天数及费用等)、质量评估指标(合并症与并发症、死亡率等)、差异度评估指标(医疗资源运用情况等)、临床成果评估指标(降低平均住院天数,降低每人次的住院费用,降低资源利用率等)及病人满意度评估指标(对医生护士的诊疗技术、等待时间、诊疗环境等)。根据 PDCA 循环的原理,定期对实施过程中遇到的问题以及国内外最新进展,结合本医院的实际,及时对临床路径加以修改、补充和完善。

(四)临床路径的变异处理

临床路径的变异是指按纳入标准进入路径的个别病人,偏离临床路径的情况或在沿着标准临床路径接受医疗护理的过程中,出现偏差的现象。根据不同标准可将变异分为不同类别。按照造成变异的原因,可以分为疾病转归造成的变异、医务人员造成的变异、医院系统造成的变异、病人需求造成的变异四种类型;按照变异管理的难易程度,可以分为可控变异与不可控变异。按照变异发生的性质,变异有正负之分,根据变异的性质,正变异是指计划好的活动或结果提前进行或完成;负变异是指计划好的活动或结果推迟进行或完成。

对变异的管理是临床路径管理的重点,对变异记录和分析的过程就是为临床管理、制定医疗护理计划以及改进路径表单等工作提供信息反馈的过程。通过对变异的分析有助于发现临床管理中存在的问题,也可以明确诊疗流程中瓶颈所在;反之,也只有对变异进行有效的管理,才能使临床路径真正起到缩短住院天数、降低医疗费用、提高医疗护理质量的作用。总之,临床路径变异是在某个范围内,对照医护流程加以标准化,一旦发现病人有个别的治疗护理需求,与预设的治疗护理项目有差异时,仍会提供适当、个别性的治疗及护理。

(五)临床路径与护理

临床路径护理版是针对特定的病人群体,以时间为横轴,以各护理措施为纵轴的日程计划表;是有预见性地进行工作的依据。

在执行临床路径过程中,护理活动可归纳为监测评估、检验、给药、治疗、活动、饮食、排泄护理、健康教育、护理指导、出院计划、评价等项目。同时,在临床路径管理模式下,医护关系发生了根本的变化,由从属配合关系变为平等合作关系,护士成为执行临床路径团队的核心成员之一。因此,护理在临床路径中的作用与地位是不容忽视的。

第四节 护理质量评价与持续改进

护理质量评价是护理质量管理的重要手段,贯穿于护理过程的始终,是一项系统工程。护理质量评价可以客观地反映护理质量和效果,分析发生问题的原因,寻找改进的机会,进行持续改进,不断提高护理质量。

评价一般指衡量所定标准或目标是否实现或实现的程度如何,即对一项工作成效大小、工作好坏、进展快慢、对策正确与否等方面做出判断的过程。评价的主体是内部评价和外部评价,评价的客体是护理结构、过程和结果。根据评价时间分定期评价和不定期评价,前者按月、季度、半年或一年进行,后者根据需要进行;根据内容分为综合性和目标性专题评价;根据评价主体分为:医院外部评价、上级评价、同级评价、自我评价和服务对象评价。

一、护理质量评价方法

(一)以要素质量为导向的评价

以要素质量为导向的评价是以构成护理服务要素质量基本内容的各个方

面为导向所进行的评价。护理质量评价的基本内容包括与护理活动相关的组织结构、物质设施、资源和仪器设备及护士的素质等。

具体表现为:①环境,病房结构布局是否合理,病人所处环境的质量是否安全、清洁、舒适、温度、湿度等情况;②护士的工作安排、人员素质和业务技术水平是否合乎标准,是否选择恰当的护理工作方法,管理者的组织协调是否合理等;③与护理工作相关的器械、设备的使用和维护,器械、设备是否处于正常的工作状态,包括药品、物品基数及保持情况;④病人情况,护士是否掌握病人的病情,制定的护理计划和采取的护理措施是否有效,病人的生理、心理、社会的健康是否得到照顾;⑤护理文书是否完整,医院规章制度是否落实,后勤保障工作是否到位等。

以要素质量为导向的评价方法有现场检查、考核、问卷调查、查阅资料等。

(二) 以过程质量为导向的评价

以过程质量为导向的评价,本质就是以护理流程的设计、实施和改进为导向对护理质量进行评价。护理流程优化是对现有护理工作流程的梳理、完善和改进的一项策略,不仅仅要求护士做正确的事,还包括正确地做事。护理流程优化内容涉及管理优化、服务优化、成本优化、技术优化、质量优化、效率优化等优化指标。医院护理单元正是通过不断发展、完善、优化护理流程,最终提高护理质量。

具体表现为:①护理管理方面,护士配置是否可以发挥最大价值的护理工作效益;排班是否既能满足病人的需求,又有利于护士的健康和护理工作的安全有效执行;护理操作流程是否简化且使得病人、护士、部门和医院均受益。②护理服务方面,接待病人是否热情;病人安置是否妥当及时;入院及出院介绍是否详细;住院过程中是否能做到主动沟通。③护理技术方面,急救流程、操作流程、药品配制流程、健康教育流程等是否合理。④成本方面,病房固定物资耗损情况、水电消耗、一次性物品等护理耗材使用情况等。

以过程质量为导向的评价方法主要为现场检查、考核和资料分析。包括定性的评价内容和各种用于定量分析的相关经济指标、护理管理过程评测指标及其指标值。

(三)以结果质量为导向的评价

以结果质量为导向的评价是对病人最终的护理效果的评价,主要是从病人角度进行评价。以结果质量为导向的评价常采用以下指标:健康教育普及率、静脉输液穿刺成功率、护理不良事件发生数、抢救成功率、病人对护理工作满意度、病人投诉数、护患纠纷发生次数等。其中,绝大部分评价属于事后评价或后馈控制,由护理管理部门进行评价;而病人满意度指标,则是对护理质量最直接的,也是较为客观的评价。满意度评价的内容可以包括:护士医德医风、工作态度、服务态度、技术水平、护患沟通、满足病人生活需要、健康教育(即入院宣教、检查和手术前后宣教、疾病知识、药物知识宣教、出院指导)、病区环境管理、护士长管理水平等各方面。上文已经对满意度测评做了阐述,此处不再赘述。

以结果质量为导向的评价方法主要为现场检查、考核、问卷调查和资料分析;也可以通过医院信息系统系统、新媒体形式提取相关数据。

二、护理质量评价结果分析

护理质量评价结果的直接表现形式主要是各种数据,但这些数据必须经过统计分析后,才能用于护理质量评价结果的判断。护理质量评价结果分析方法较多,可根据收集数据的特性采用不同的方法进行分析。常用的方法有定性分析法和定量分析法两种。定性分析法包括调查表法、分层法、水平对比法、流程图法、亲和图法、头脑风暴法、因果分析图法、树图法和对策图法等。定量分析法包括排列图法、直方图法和散点图的相关分析等。

1. 调查表法

是用于系统收集、整理分析数据的统计表。通常有检查表、数据表和统计分析表等。

2. 排列图法

又称主次因素分析法、帕洛特图(Pareto charts)法。它是找出影响产品质量主要因素的一种简单而有效的图表方法。排列图是根据"关键的少数和次要的多数"的原理而制作的,也就是将影响产品质量的众多影响因素按其对质量影响程度的大小,用直方图形顺序排列,从而找出主要因素。

其结构是由两个纵坐标和一个横坐标,若干个直方形和一条曲线构成。左侧纵坐标表示不合格项目出现的频数,右侧纵坐标表示不合格项目出现的百分比,横坐标表示影响质量的各种因素,按影响大小顺序排列,直方形高度表示相应的因素的影响程度,曲线表示累计频率,也称帕洛特曲线(Pareto graphs)。

排列图的作用:①确定影响质量的主要因素。通常按累计百分比将影响因素分为3类:累计百分比在80%以内为A类因素,即主要因素;累计百分比在80% ~90%为B类因素,即次要因素;累计百分比在90% ~100%为C类因素,即一般因素。由于A类因素已包含80%存在的问题,此问题解决了,大部分质量问题就得到了解决。②确定采取措施的顺序。③动态排列图可评价采取措施的效果。

3. 因果图法

是分析和表示某一结果(或现象)与其原因之间关系的一种工具。通过分层次列出各种可能的原因,帮助人们识别与某种结果有关的真正原因,特别是关键原因,进而寻找解决问题的措施。

因果图因其形状像鱼刺,故又称鱼骨图,包括"原因"和"结果"两个部分,原因部分又根据对质量问题造成影响的大小分大原因、中原因、小原因。

其制作步骤是:①明确要解决的质量问题;②召开专家及有关人员的质量

分析会,针对要解决的问题找出各种影响因素;③管理人员将影响质量的因素按大、中、小分类,依次用大小箭头标出;④判断真正影响质量的主要原因。

仍以预习案例中口服药物不良问题中的漏服药为例,找出各种原因,做出因果图。

4. 直方图

又称频数直方图,是用来整理数据,将质量管理中收集的一大部分数据,按一定要求进行处理,逐一构成一个直方图,然后对其排列,从中找出质量变化规律,直方图是预测质量好坏的一种常用的质量统计方法。

绘图步骤:①先画纵坐标,表示频率;②横坐标表示质量特性;③以组距为底,画出各组的直方图;④标上图名及必要数据。

5. 控制图

又称管理图,是一种带有控制界限的图表,用于区分质量波动是由于偶然因素还是系统因素引起的统计工具。

控制图的结构,纵坐标表示目标值,横坐标表示时间,画出三至五条线,即中心线、上下控制线、上下警戒线。当质量数据呈正态分布时,统计量中心线(以均值 Mean 表示)、上下控制线(Mean±2S,S 表示标准差),上下警戒线(Mean±S)。

应用控制图的注意事项:当本图用于治愈率、合格率时,指标在 Mean±S 以上说明计划完成良好,但在床位使用率时超过上控制线时,说明工作负荷过重,应查找原因予以控制。当用于护理缺陷发生率时,指标在 Mean±S 以下表明控制良好,一旦靠近警戒线时应引起高度重视。

三、护理质量持续改进

护理质量评价的目的是为了确定问题发生的原因,寻找改进的机会,不断提高护理质量。护理质量改进包括寻找机会和对象,确定质量改进项目和方法,制定改进目标、质量计划、质量改进措施,实施改进活动,检查改进效果和不断总结提高。

护理质量改进机会,主要包含两个层面:一是出现护理质量问题后的改进,是及时针对护理服务过程进行检查,体系审核,收集顾客投诉中呈现出来的问题,组织力量分析原因予以改进;二是没有发现质量问题时的改进,主要是指针对护理服务过程主动寻求改进机会,主动识别顾客新的期望和要求,在与国内外同行比较中明确方向和目标,寻求改进措施并予以落实。

第二章 护理给药

药物在预防、诊断和治疗疾病过程中起着重要的作用。给药即药物治疗,是临床最常用的一种治疗方法。在临床护理工作中,护士是各种药物治疗的实施者,也是用药过程的监护者。为了合理、准确、安全、有效地给药,护士必须了解相关的药理学知识,熟练掌握正确的给药方法和技术,正确评估病人用药后的疗效与反应,指导病人合理用药,使药物治疗达到最佳效果。

第一节 给药的基本知识

护士在给药的过程中,不仅要熟悉药物的药理学知识,还必须掌握药物的领取与保管方法、给药的时间和途径等,严格遵守给药原则,根据病人的具体情况,对病人进行全面、安全的给药护理,以达到药物治疗的最佳效果。

一、药物的种类、领取和保管

(一)药物的种类

常用药物的种类依据给药的途径不同可分为:

1. 内服药

分为固体剂型和液体剂型,固体剂型包括片剂、丸剂、散剂、胶囊等;液体剂型包括口服液、酊剂和合剂等。

2. 外用药

包括膏剂、擦剂、洗剂、滴剂、粉剂、栓剂、膜剂等。

3. 注射药

包括水溶液、油溶液、混悬液、粉末针剂等。

(二) 药物的领取

药物的领取必须凭医生的处方进行。通常,门诊病人按医生处方在门诊药房自行领取;住院病人药物的领取方法各医院的规定不一,大致包括:

1. 病区

病区内设有药柜,备有一定数量的常用药物,由专人负责管理,按期进行领取和补充;病人使用的贵重药物和特殊药物凭医生的处方领取;剧毒药和麻醉药(如吗啡、盐酸哌替啶等),病区内有固定数量,使用后凭医生的处方领取补充。

2. 中心药房

医院内设有中心药房,中心药房的人员负责摆药,病区护士核对并取回,按时给病人服用。

(三) 药物的保管

1. 药柜放置

药柜应放在通风、干燥、光线明亮处,避免阳光直射,保持整洁,由专人负责,定期检查药品质量,以确保药品安全。

2. 分类放置

药品应按内服、外用、注射、剧毒等分类放置。先领先用、以防失效。贵重药、麻醉药、剧毒药应有明显标记,加锁保管,专人负责,使用专本登记,并实行严格交班制度。

3. 标签明显

药瓶上贴有明显标签：内服药标签为蓝色边、外用药为红色边、剧毒药和麻醉药为黑色边。标签要字迹清楚，标签上应标明药名（中、英文对照）、浓度、剂量。

4. 定期检查

药物要定期检查，如有沉淀、混浊、异味、潮解、霉变等现象，或标签脱落、辨认不清，应立即停止使用。

5. 妥善保存

根据药物的性质妥善保存。

（1）易挥发、潮解或风化的药物：如乙醇、过氧乙酸、碘酊、糖衣片等，应装瓶、盖紧瓶盖。

（2）易氧化和遇光易变质的药物：如维生素C、氨茶碱、盐酸肾上腺素等，应装在棕色瓶内或避光容器内，放于阴暗处保存。如肾上腺素类、硝普钠等，使用时也应遮光或避光。

（3）易被热破坏的某些生物制品和药品：如蛋白制剂、疫苗、益生菌、干扰素等，应置于2~10 ℃低温处保存。

（4）易燃易爆的药物：如乙醇、乙醚、环氧乙烷等，应单独存放，密闭瓶盖置于阴凉处，并远离明火。

（5）易过期的药物：如各种抗生素、胰岛素等，应按有效期先后，有计划地使用，避免因药物过期造成浪费。

（6）病人个人专用的贵重或特殊药物应单独存放，并注明床号、姓名。

二、给药的原则

给药原则是一切用药的总则，在执行药疗时必须严格遵守。

(一)根据医嘱准确给药

给药属于非独立性的护理操作,必须严格根据医嘱给药。护士应熟悉常用药物的作用、副作用、用法和毒性反应,对有疑问的医嘱,应及时向医生提出,切不可盲目执行,也不可擅自更改医嘱。

(二)严格执行查对制度

护士在执行药疗时,应首先认真检查药物的质量,对疑有变质或已超过有效期的药物,应立即停止使用。要将准确的药物,按准确的剂量,用准确的途径,在准确的时间内给予准确的病人,即给药的"五个准确"。因此,在执行药疗时,护士应做好"三查七对"。

三查:指操作前、操作中、操作后查(查七对的内容)。

七对:对床号、姓名、药名、浓度、剂量、用法、时间。

(三)安全正确用药

准确掌握给药时间、方法;给药前应评估病人的病情、治疗方案、过敏史和所用的药物,向病人解释,以取得合作,并给予相应的用药指导,提高病人自我合理用药能力。药物备好后及时分发使用,避免久置后引起药物污染或药效降低。对易发生过敏反应的药物,使用前应了解过敏史,按要求做过敏试验,结果阴性方可使用。

(四)密切观察用药反应

给药后护士要监测病人的病情变化,动态评价药物疗效和不良反应,并做好记录。

如用硝苯地平治疗心绞痛时,应观察心绞痛发作的次数、强度、心电图等情况。

三、给药的途径

依据药物的性质、剂型、机体组织对药物的吸收情况和治疗需要等,选择不同的给药途径。常用的给药途径有口服给药、舌下给药、直肠给药、皮肤黏膜给药、吸入给药、注射给药(皮内、皮下、肌内、静脉注射)等。除动、静脉注射药液直接进入血液循环外,其他药物均有一个吸收过程,吸收顺序依次为:气雾吸入>舌下含服>直肠给药>肌内注射>皮下注射>口服给药>皮肤给药。

四、给药的次数与时间

给药次数与时间取决于药物的半衰期,以能维持药物在血液中的有效浓度为最佳选择,同时考虑药物的特性及人体的生理节奏。临床工作中常用外文缩写来描述给药时间、给药部位和给药次数等,医院常见外文缩写见表2-1。

表 13-1 医院常用给药的外文缩写与中文译意

缩写	拉丁文英文	中文译意
qd	quaque die/every day	每日一次
bid	bis in die/twice a day	每日二次
tid	ter in die/three times a day	每日三次
qid	quater in die/four times a day	每日四次
qh	quaque hora/every hour	每小时一次
q2h	quaque secundo hora/every 2 hours	每2小时一次
q4h	quaque quarta hora/every 4 hours	每4小时一次
q6h	quaque sexta hora/every 6 hours	每6小时一次
qm	quaque mane/every morning	每晨一次
qn	quaque nocte/every night	每晚一次

续表

缩写	拉丁文英文	中文译意
qod	quaque omni die/every other day	隔日一次
ac	ante cibum/before meals	饭前
pc	post cibum/after meals	饭后
hs	hora somni/at bed time	临睡前
am	ante meridiem/before noon	上午
pm	post meridiem/afternoon	下午
st	statim/immediately	立即
DC	/discontinue	停止
prn	pro re nata/as necessary	需要时(长期)
sos	si opus sit/one dose if necessary	需要时(限用一次,12小时内有效)
12n	/12 clock at noon	中午12时
12mn	/midnight	午夜
R,Rp	recipe/prescription	处方/请取
ID	injectio intradermica/intradermic(injection)	皮内注射
H	injectio hypodermica/hypodermic(injection)	皮下注射
IM/im	injectio muscularis/intramuscular(injection)	肌内注射
IV/iv	injectio venosa/intravenous(injection)	静脉注射
ivgtt/ivdrip	injectio venosa gutta/intravenous drip	静脉滴注
OD	oculus dexter/right eye	右眼
OS	oculus sinister/left eye	左眼
OU	oculus unitus/both eyes	双眼
AD	auris dextra/right ear	右耳

续 表

缩写	拉丁文英文	中文译意
AS	auris sinistra/left ear	左耳
AU	arues unitas/both ears	双耳
gtt	gutta/drip	滴
g	/gram	克
mL	/milliliter	毫升
aa	ana/of each	各
ad	ad/up to	加至
po	per os/oral medication	口服
tab	taballa/tablet	片剂
comp	compositus/compound	复方
pil	pilula/pill	丸剂
lot	lotio/lotion	洗剂
mist	mistura/mixture	合剂
tr	tincture/tincture	酊剂
pulv	pulvis/powder	粉剂/散剂
ext	extractum/extract	浸膏
cap	capsula/capsule	胶囊
sup	suppositorium/suppository	栓剂
syr	syrupus/syrup	糖浆剂
ung	unguentum/ointment	软膏剂
inj	injectio/injection	注射剂

五、影响药物作用的因素

每种药物都有各自的药理作用及特点，同时，药物疗效也会受机体因素（如病人的年龄、性别、心理行为、病理状态等）和药物因素（如剂量、剂型、给药途径与时间、联合用药等）的影响而出现不同程度的差异。为了保证每位病人在用药过程中都能达到最佳的治疗效果和最小的不良反应，护士必须掌握影响药物作用的各种因素，以便及时采取恰当的护理措施。

(一)机体因素

1. 生理因素

(1)年龄与体重：一般来说，药物用量与体重成正比。但儿童和老人对药物的反应与成人不同，除体重因素外，还与生长发育和机体的功能状态有关。儿童的各种生理功能及调节机制尚未发育完善，与成人的差别较大，对药物的反应比较敏感。如小儿对影响水盐代谢和酸碱平衡的药物较为敏感，使用利尿药后容易出现严重的血钾和血钠降低。老年人各种器官，尤其是肝、肾功能的减退也影响到药物的代谢、排泄，因而对药物的耐受性降低。另外，老年人用药的依从性较差，应注意督促其按医嘱服药。

(2)性别：性别不同对药物的反应除性激素外一般无明显的差别。但女性在月经期、妊娠期、分娩期和哺乳期时用药要特别注意。如月经期慎用或禁用峻泻药、抗凝药和刺激性药物，以免引起盆腔充血、月经过多；妊娠期特别注意有些药物可以通过胎盘进入胎儿体内引起中毒或造成胎儿畸形；分娩期使用镇静药要注意用药时机，避免吗啡等镇静药对新生儿呼吸产生抑制作用；哺乳期用药要考虑有些药物通过乳汁排泄，进入乳儿体内影响发育或引起中毒。

2. 病理状态

疾病可影响机体对药物的敏感性，也可改变药物的体内过程，从而增强或减弱药物的效应。在病理因素中,应特别注意肝肾功能受损程度。肝功能不良时肝药酶活性降低,使药物代谢速度变慢,造成药物作用增强,半衰期延长。如地西泮(安定)的正常半衰期为46.6小时,肝硬化病人可使该药半衰期延长达105.6小时,因此,如地西泮、苯巴比妥、洋地黄毒苷等主要在肝脏代谢的药物要注意减量、慎用或禁用。同样,肾功能不良时,药物排泄减慢、半衰期也会延长,某些主要经肾脏消除的药物如氨基糖苷类抗生素、头孢唑啉等应减少剂量或适当延长给药间隔时间,避免引起蓄积中毒。

3. 心理行为因素

心理行为因素在一定程度上可影响药物的效应,其中以病人的情绪、对药物的信赖程度、对药疗的配合程度、医护人员的语言及暗示作用等最为重要。病人情绪愉快、乐观,则药物较易发挥治疗效果。病人对药物的信赖程度也可影响药物疗效。病人如认为某药对他不起作用或觉得疗效不高,可能会采取不配合态度,以致将该药拣出后偷偷扔掉。相反病人对药物信赖,可提高疗效,甚至使某些本无活性的药物起到一定的"治疗作用",如"安慰剂"的疗效正是心理因素影响的结果。

(二) 药物因素

1. 药物剂量

药物剂量大小与效应强弱之间呈一定关系,药物必须达到一定的剂量才能产生效应。在一定范围内,药物剂量增加,其药效相应增强;剂量减少,药效减弱。当剂量超过一定限度时则会产生中毒反应。在使用安全范围小的药物,如洋地黄类药物时,护士应特别注意监测其中毒反应情况。有些药物,如氯化钾溶液,静脉用药时特别要控制静脉输液时的速度,速度过快会造成单位时间内进入体内的药量过大,引起毒性反应。

2. 药物剂型

同一药物的不同剂型由于吸收量与速度不同,从而影响药效的快慢和强弱。如口服给药时,液体制剂比固体制剂吸收快;肌内注射时,水溶液比混悬液、油剂吸收快,因而作用发生也较快。

3. 给药途径与时间

不同的给药途径能影响药效的强弱,甚至个别药物会出现质的差别。如硫酸镁口服给药产生缓泻和利胆作用,肌内注射则产生抗惊厥和降压作用。应根据病人的具体情况,选择恰当的给药途径,充分发挥药物的治疗作用,减少不良反应的发生。用药的次数与间隔时间取决于药物的半衰期,应根据病人的具体情况,以维持药物在血中的有效浓度为最佳选择。用药时间要综合考虑药物性质及其吸收情况、对消化道的刺激性、需要药物作用的时间等因素。医院常用给药时间与安排见表(表2-2)。

表2-2 医院常用给药时间与安排(外文缩写)

给药时间	安排	给药时间	安排
qm	6am	q2h	6am,8am,10am,12n,2pm…
qd	8am	q3h	6am,9am,12n,3pm,6pm…
bid	8am,4pm	q4h	8am,12n,4pm,8pm,12mn…
tid	8am,12n,4pm	q6h	8am,2pm,8pm,2am
qid	8am,12n,4pm,8pm	qn	8pm

4. 联合用药

联合用药指为了达到治疗的目的而采取的两种或两种以上药物同时或先后应用。联合用药可发生药物之间或机体与药物之间的相互作用,导致药物的吸收、分布、生物转化、排泄及作用效应等各方面的相互干扰,从而改变药物的效应和毒性。合理的联合用药可以增强疗效,减少毒性作用。如异烟肼和乙胺丁醇合用能增强抗结核作用,乙胺丁醇还可延缓异烟肼耐药性的产生。不合理的联合用药会降低疗效,增加毒性,应予以注意。如庆大霉素若与依他尼酸和呋塞米配伍,可致永久性耳聋;若与阿米卡星、链霉素配伍可导致肾功能损害、神经性耳聋等。又如维生素C若与磺胺类合用,会使药效降低;静脉点滴青霉素的病人不能同时口服琥乙红霉素片,因为后者可干扰青霉素的杀菌效能。因此,药物的相互作用已成为合理用药内容的组成部分,护士应根据用药情况,从药效学、药动学及机体情况等方面分析,判断联合用药是否合理,并指导病人安全用药。临床静脉滴注药物时,注射剂在混合使用或大量稀释时易产生化学或物理改变,因此要遵守"常见药物配伍禁忌"的规定。

(三)其他因素

饮食可以影响药物的吸收和排泄,进而影响药物的疗效。①饮食能促进药物的吸收增加疗效:高脂饮食可以促进脂溶性维生素A、维生素D、维生素E的吸收,因此维生素A、维生素D、维生素E宜在餐后服用;酸性食物可增加铁剂的溶解度,促进铁的吸收。②饮食能干扰药物的吸收降低疗效:在补钙时不宜同食菠菜,因菠菜中含有大量的草酸,草酸与钙结合成草酸钙而影响钙的吸收。服铁剂时不能与茶水、高脂饮食同时服用,因茶叶中的鞣酸与铁结合形成铁盐妨碍吸收;脂肪抑制胃酸分泌,也影响铁的吸收。③饮食能改变尿液的pH而影响药物疗效:鱼、肉等在体内代谢产生酸性物质,豆制品、蔬菜等素食在体内代谢产生碳酸氢盐,它们排出时会影响尿的pH,进而影响药物疗效。如氨苄西林在酸性尿液中杀菌力强,在治疗泌尿系统感染时,应多食荤食,使尿液呈酸性,增强抗菌作用。磺胺类药物在碱性尿液中抗菌力较强,应多食素食,以碱化尿液增加疗效。

第二节 口服给药法

口服给药是临床上最常用、方便、经济、安全、适用范围广的给药方法,药物经口服后被胃肠道吸收入血液循环,从而达到局部治疗和全身治疗的目的。然而,由于口服给药吸收较慢且不规则,易受胃内容物的影响,药物产生效应的时间较长,因此不适用于急救、意识不清、呕吐不止、禁食等病人。

【目的】

协助病人遵照医嘱安全、正确地服下药物,以达到减轻症状、治疗疾病、维持正常生理功能、协助诊断和预防疾病的目的。

【操作前准备】

1. 评估病人并解释

(1)评估:①病人的病情、年龄、意识状态及治疗情况;②病人的吞咽能力,有无口腔、食管疾患,有无恶心、呕吐状况;③病人是否配合服药及遵医行为;④病人对药物的相关知识了解程度。

(2)解释:向病人及家属解释给药目的和服药的注意事项。

2. 药物及用物准备

(1)药物准备:病人所需口服药物由中心药房负责准备。病区护士负责把服药车、医生处方送至中心药房,中心药房的药剂师负责摆药、核对,并将服药车上锁,外勤人员将服药车送至病区。

(2)用物准备:药车、服药本、小药卡、饮水管、水壶(内盛温开水)等。

3. 病人准备

了解服药目的、方法、注意事项和配合要点,取舒适体位。

4.环境准备

环境清洁、安静、光线充足。

5.护士准备

衣帽整齐,修剪指甲,洗手,戴口罩。

【操作步骤】

操作步骤	要点与说明
1.备齐用物	
2.发药	
(1)在规定时间内送药至病人床前	
(2)将药袋打开,核对药物	●依据服药本核对药物,准确无误后才能发药
(3)核对床号、姓名、腕带,并询问病人名字,得到准确回答后才可发药	
(4)协助病人取舒适体位,解释服药目的及注意事项	●如病人提出疑问,应重新核对后再发药
	●如病人不在或因故暂不能服药,应将药物带回保管,适时再发或交班
(5)提供温开水,协助病人服药,并确认病人服下	●对危重病人及不能自行服药的病人应喂药;鼻饲病人须将药物碾碎,用水溶解后,从胃管注入,再用少量温开水冲净胃管
(6)药袋放回时再查对一次	

续　表

操作步骤	要点与说明
(7)发药完毕后,药袋按要求作相应处理,清洁发药车	●防止交叉感染
(8)观察与记录,洗手	●观察药物疗效,若有异常,及时与医生联系,酌情处理;记录药物名称、剂量、服药的时间及药物疗效、副作用等

【注意事项】

1. 严格执行查对制度和无菌操作原则。

2. 需吞服的药物通常用 40~60 ℃温开水送下,禁用茶水服药。

3. 婴幼儿、鼻饲或上消化道出血病人所用的固体药,发药前需将药片研碎。

4. 增加或停用某种药物时,应及时告知病人。

5. 注意药物之间的配伍禁忌。

【健康教育】

解释用药的目的和注意事项,根据药物的特性进行正确的用药指导:

1. 对牙齿有腐蚀作用的药物,如酸类和铁剂,应用吸水管吸服后漱口,以保护牙齿。

2. 缓释片、肠溶片、胶囊吞服时不可嚼碎;舌下含片应放舌下或两颊黏膜与牙齿之间待其溶化。

3. 健胃药宜在饭前服;助消化药及对胃黏膜有刺激性的药物宜在饭后服;催眠药在睡前服;驱虫药宜在空腹或半空腹服用。

4. 抗生素及磺胺类药物应准时服药,以保证有效的血药浓度。

5. 服用对呼吸道黏膜起安抚作用的药物,如止咳糖浆后不宜立即饮水。

6. 某些磺胺类药物经肾脏排出,尿少时易析出结晶堵塞肾小管,服药后要多饮水。

7. 服强心苷类药物时需加强对心率及节律的监测,脉率低于每分钟 60 次或节律不齐时应暂停服用,并告知医生。

第三节 注射给药法

注射给药法是将无菌药液注入体内,以达到预防和治疗疾病的目的的方法。注射给药法具有药物吸收快、血药浓度升高迅速、进入体内的药量准确等优点,适用于需要药物迅速发生作用或因各种原因不能经口服药的病人。但注射给药法也会造成一定程度的组织损伤,引起疼痛及潜在并发症。另外,因药物吸收快,某些药物的不良反应出现迅速,处理也相对困难。常用的注射给药法包括皮内注射、皮下注射、肌内注射及静脉注射。

一、注射原则

(一) 严格执行查对制度

1. 做好"三查七对",确保准确无误给药。
2. 检查药物质量,如发现药液过期、混浊、沉淀、变色、变质或药液瓶身有裂痕等现象,则不可使用。
3. 同时注射多种药物,应检查药物有无配伍禁忌。

(二) 严格遵守无菌操作原则

1. 注射场所空气清洁,符合无菌操作要求。
2. 注射前护士必须修剪指甲、洗手、戴口罩、衣帽整洁。
3. 注射器内壁、活塞轴、乳头、针梗、针尖及针栓内壁必须保持无菌。

4. 注射部位皮肤按要求进行消毒：①用棉签蘸取 2% 碘酊，以注射点为中心向外螺旋式消毒，直径在 5 cm 以上，待碘酊干后，用 75% 乙醇以同法脱碘，范围大于碘酊消毒面积，待乙醇干后即可注射；②或用 0.5% 碘伏或安尔碘以同法消毒两遍，无需脱碘。

(三) 严格执行消毒隔离制度，预防交叉感染

1. 注射时做到一人一套物品，包括注射器、针头、止血带、垫巾。
2. 所用物品须按消毒隔离制度处理；对一次性物品应按规定处理（针头置于锐器盒，集中焚烧；注射空筒与活塞分离，毁形后集中置于医用垃圾袋中统一处理），不可随意丢弃。

(四) 选择合适的注射器及针头

1. 据药物剂量、黏稠度和刺激性的强弱选择注射器和针头。
2. 注射器应完整无损，不漏气；针头锐利、无钩、不弯曲、不生锈；注射器和针头衔接紧密；一次性注射器包装不漏气，在有效时间内使用。

(五) 注射药液现配现用

药液在规定注射时间临时抽取，即刻注射，以防药物效价降低或被污染。

(六) 选择合适的注射部位

1. 注射部位应避开神经、血管处（动、静脉注射除外）。
2. 不可在炎症、瘢痕、硬结、皮肤受损处进针。
3. 对需长期注射的病人，应经常更换注射部位。

(七) 注射前排尽空气

注射前必须排尽注射器内空气，特别是静脉注射，以防气体进入血管形成

栓塞;排气时防止药液浪费。

(八)注射前检查回血

进针后、注射药液前,务必检查有无回血。静脉注射必须见有回血后方可注入药物。皮下、肌内注射无回血方可注射,如有回血,须拔出针头重新进针。

(九)掌握合适的进针角度和深度

1. 各种注射法分别有不同的进针角度和深度要求。
2. 进针时不可将针梗全部刺入注射部位,以防不慎断针增加处理的难度。

(十)掌握无痛注射技术

1. 解除病人思想顾虑,分散其注意力,取合适体位,使肌肉放松,便于进针。
2. 注射时做到"二快一慢",即进针、拔针快,推药速度缓慢并均匀。
3. 注射刺激性较强的药物时,应选用细长针头,进针要深;同时注射多种药物,一般应先注射刺激性较弱的药物,再注射刺激性强的药物。

二、注射前准备

(一)用物准备

1. 治疗车上层

(1)治疗盘:也称基础治疗盘,常规放置:①无菌持物镊,放于灭菌后的干燥容器内;②2%的碘酊、75%乙醇或0.5%碘伏等皮肤消毒液;③无菌棉签、无菌纱布或棉球、砂轮、弯盘、启瓶器,静脉注射时备止血带、一次性垫巾等。

(2)注射器及针头:注射器由空筒和活塞组成。空筒前端为乳头,表面有刻度,活塞后部为活塞轴、活塞柄。针头由针尖、针梗和针栓三部分组成(图

2-1)。常用注射器规格和针头型号有多种(表2-3)。

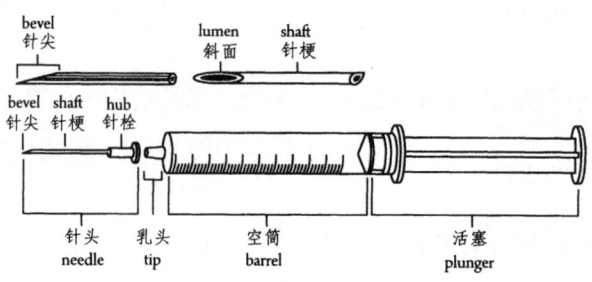

图2-1 注射器与针头结构图

(3)注射药液:按医嘱准备。

(4)医嘱卡:作为注射给药的依据。

(5)无菌盘。

(6)手消毒液。

2. 治疗车下层

锐器收集盒、医用垃圾桶、生活垃圾桶。

(二)抽吸药液

【目的】

用注射器抽吸适量药液,为注射做准备。

【操作前准备】

1. 环境准备

清洁、安静、光线适宜。

2. 护士准备

衣帽整洁,修剪指甲,洗手,戴口罩。

3. 用物准备

同上。

表2-3 各种注射法所用注射器和针头

注射法	注射器规格	针头型号
皮内注射	1 mL	$4\frac{1}{2}$号
皮下注射	1 mL、2 mL	5~6号
肌内注射	2 mL、5 mL	6~7号
静脉注射	5、10、20、30、50、100 mL	6~9号

【操作步骤】

操作步骤	要点与说明
1. 查对药物	●严格执行无菌操作原则和查对制度
2. 铺无菌盘	
3. 抽吸药液	
▲自安瓿内抽吸药液	

续 表

操作步骤	要点与说明
(1)消毒折断:将安瓿尖端药液弹至体部,在安瓿颈部划一锯痕,用75%乙醇棉签消毒后,垫无菌纱布或棉球折断安瓿。安合瓦颈部若有蓝色标记,则无需划痕,用75%乙醇棉签消毒颈部后,垫无菌纱布或棉球折断安韶;(图2-2)	●垫无菌纱布或棉球折断安瓿,以防止锐器伤
(2)抽吸药液:持注射器,将针头斜面向下置入安瓿内的液面下,持活塞柄,抽动活塞,抽吸药液(图2-3,图2-4)	●针头不可触及安韶:外口,针尖斜面向下,利于吸药。 ●抽药时不可触及活塞体部,以免污染药液
▲自密封瓶内抽吸药液	
(1)消毒瓶塞:除去密闭瓶盖中心部分,常规消毒瓶塞,待干	
(2)注入空气:注射器内吸入与所需药液等量的空气,示指固定针栓,将针头插入瓶内,注入空气(图2-5A)	●增加瓶内压力,利于吸药
(3)抽药:倒转药瓶,使针头在液面下,吸取药液至所需量(图2-5B)	
(4)拔针:以示指固定针栓,拔出针头(图2-5C)	
4.排尽空气 将针头垂直向上,轻拉活塞,使针头内的药液流入注射器,并使气泡集于乳头口,轻推活塞,驱出气体	●如注射器乳头偏向一边,排气时,使注射器乳头向上倾斜,使气泡集中于乳头根部,驱出气体

操作步骤	要点与说明
5.保持无菌 排气毕,再次核对无误后,套上安瓿、密闭瓶或护针帽,放入无菌盘内备用	●注意防止锐器伤

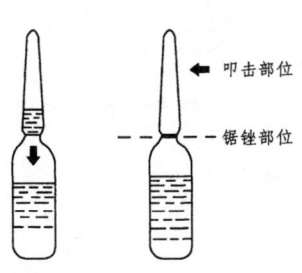

图 2-2 安瓿使用前处理

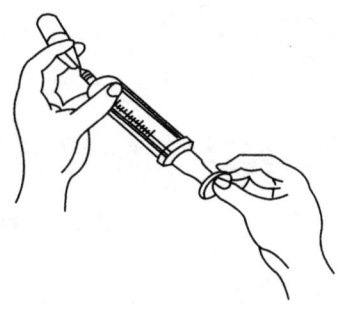

图 2-3 自小安瓿内抽吸药液

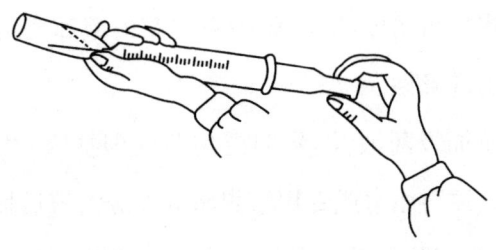

图 2-4 自大安瓿内抽吸药液

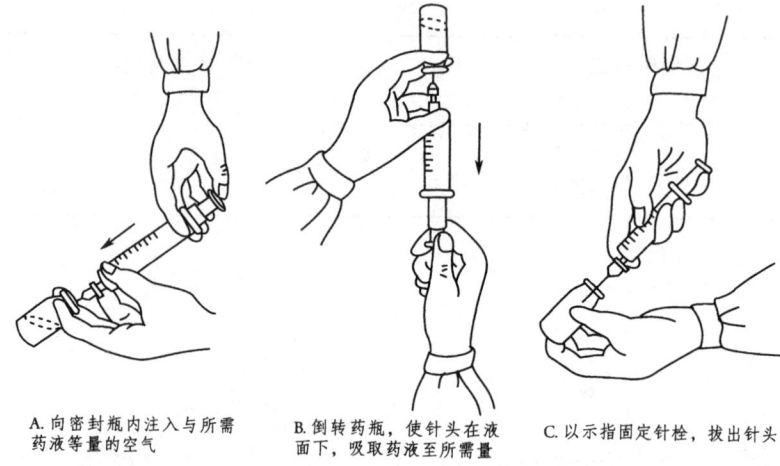

图 2-5　自密封瓶内抽吸药液

【注意事项】

1. 严格执行无菌操作原则和查对制度。

2. 抽药时不能握住活塞体部,以免污染空筒内壁和药液;排气时不可浪费药液以免影响药量的准确性。

3. 据药液的性质抽吸药液:混悬剂摇匀后立即抽吸;抽吸结晶、粉剂药物时,用无菌生理盐水、注射用水或专用溶媒将其充分溶解后抽吸;油剂可稍加温或双手对搓药瓶(药液遇热易破坏者除外)后,用稍粗针头抽吸。

4. 药液需现用现配,避免药液污染和效价降低。

5. 用尽药液的安瓿或密封瓶不可立即丢弃,以备注射时查对。

三、常用注射法

常用注射方法有皮内注射、皮下注射、肌内注射、静脉注射(图 2-6)。

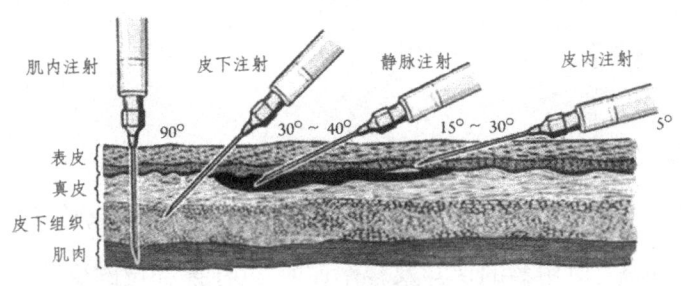

图 2-6 常用注射法

(一) 皮内注射法

皮内注射法是将少量药液或生物制品注射于表皮与真皮之间的方法。

【目的】

1. 进行药物过敏试验,以观察有无过敏反应。

2. 预防接种,如卡介苗。

3. 局部麻醉的起始步骤。

【操作前准备】

1. 评估病人并解释

(1)评估:①病人的病情、治疗情况、用药史、过敏史、家族史;②病人的意识状态、心理状态、对用药的认知及合作程度;③注射部位的皮肤状况。

(2)解释:向病人及家属解释皮内注射的目的、方法、注意事项、配合要点、药物作用及副作用。

2. 病人准备

(1)了解皮内注射的目的、方法、注意事项、配合要点、药物作用及副作用。

(2)取舒适体位,暴露注射部位。

3. 环境准备

清洁、安静、光线适宜。

4. 护士准备

衣帽整洁,修剪指甲,洗手,戴口罩,戴手套。

5. 用物准备

(1)治疗车上层

1)注射盘:内有盛无菌持物镊的无菌容器、皮肤消毒液(75%乙醇)、无菌棉签、无菌纱布或棉球、砂轮、弯盘、启瓶器。

2)无菌盘、1 mL 注射器、4 1/2 号针头、药液(按医嘱准备)、做药物过敏试验时备 0.1%盐酸肾上腺素。

3)医嘱卡。

4)一次性橡胶手套、手消毒液。

(2)治疗车下层:锐器盒、医用垃圾桶、生活垃圾桶。

【操作步骤】

以药物过敏试验为例:

操作步骤	要点与说明
1. 抽吸药液　按医嘱抽吸药液,置于无菌盘内	● 严格执行查对制度和无菌操作原则
2. 床边核对　携用物至病人床旁,核对病人床号、姓名、腕带	● 操作前查对
3. 定位消毒　选择注射部位,用75%乙醇消毒皮肤,待干	● 根据皮内注射的目的选择部位:如药物过敏试验常选用前臂掌侧下段,因该处皮肤较薄,易于注射,且易辨认局部反应;预防接种常选用上臂三角肌下缘;局部麻醉则选择麻醉处 ● 忌用含碘消毒剂消毒,以免着色影响对局部反应的观察及与碘过敏反应相混淆 ● 若病人乙醇过敏,可选择生理盐水进行皮肤清洁
4. 核对排气　二次核对,排尽空气	● 操作中查对:病人床号、姓名、药名、浓度、剂量、给药方法及时间
5. 进针推药　左手绷紧局部皮肤,右手以平执式持注射器(图2-7),针头斜面向上,与皮肤呈5°进针。待针头斜面完全进入皮内后,放平注射器,左手拇指固定针栓,注入药液0.1 mL,使局部隆起形成一半球状皮丘,皮肤变白并显露毛孔(图2-8)	● 进针角度不能过大,否则会刺入皮下,影响结果的观察和判断 ● 注入剂量要准确

续　表

操作步骤	要点与说明
6.拔针观察注射完毕,迅速拔出针头,勿按压针眼	●嘱病人勿按揉注射部位,勿离开病室或注射室,20分钟后观察局部反应,做出判断
7.再次核对	●操作后查对:病人床号、姓名、药名、浓度、剂量、给药方法及时间
8.操作后处理	
(1)协助病人取舒适卧位	
(2)清理用物	●所用物品须按消毒隔离制度处理,对一次性物品应按规定处理
(3)洗手	
(4)记录	●将过敏试验结果记录在病历上,阳性用红笔标记"+",阴性用蓝笔或黑笔标记"-"

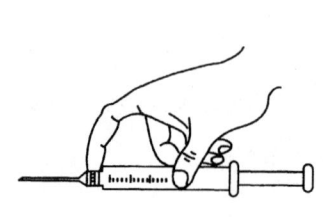

图2-7　平执式持注射器

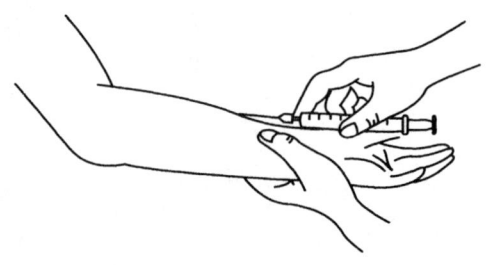

图2-8　皮内注射

【注意事项】

1.严格执行查对制度和无菌操作制度。

2.做药物过敏试验前,护士应详细询问病人的用药史、过敏史及家族史,如病人对需要注射的药物有过敏史,则不可作皮试,应及时与医生联系,更换其他药物。

3. 做药物过敏试验消毒皮肤时忌用含碘消毒剂,以免着色影响对局部反应的观察及与碘过敏反应相混淆。

4. 在为病人做药物过敏试验前,要备好急救药品,以防发生意外。

5. 药物过敏试验结果如为阳性反应,告知病人或家属,不能再用该种药物,并记录在病历上。

6. 如皮试结果不能确认或怀疑假阳性时,应采取对照试验。方法为:更换注射器及针头,在另一前臂相应部位注入 0.1 mL 生理盐水,20 分钟后对照观察反应。

【健康教育】

1. 给病人做药物过敏试验后,嘱病人勿离开病室或注射室,20 分钟后观察结果。同时告知病人,如有不适应立即通知护士,以便及时处理。

2. 拔针后指导病人勿按揉局部,以免影响结果的观察。

(二) 皮下注射法

皮下注射法是将少量药液或生物制剂注入皮下组织的方法。

【目的】

1. 注入小剂量药物,用于不宜口服给药而需在一定时间内发生药效时,如胰岛素注射。

2. 预防接种。

3. 局部麻醉用药。

【操作前准备】

1. 评估病人并解释

(1)评估:①病人的病情、治疗情况、用药史、过敏史;②病人的意识状态、肢体活动能力、对用药的认知及合作程度;③注射部位的皮肤及皮下组织状况。

(2)解释:向病人及家属解释皮下注射的目的、方法、注意事项、配合要点、药物的作用及副作用。

2. 病人准备

(1)了解皮下注射的目的、方法、注意事项、配合要点、药物作用及其副作用。

(2)取舒适体位,暴露注射部位。

3. 环境准备

清洁、安静、光线适宜,必要时用屏风遮挡病人。

4. 护士准备

衣帽整洁,修剪指甲,洗手,戴口罩,戴手套。

5. 用物准备

(1)治疗车上层

1)注射盘:内有盛无菌持物镊的无菌容器、皮肤消毒液(2%的碘酊、75%乙醇,或0.5%碘伏)、无菌棉签、无菌纱布或棉球、砂轮、弯盘、启瓶器。

2)无菌盘、1~2 mL注射器、5~6号针头、药液(按医嘱准备)。

3)医嘱卡。

4)一次性橡胶手套、手消毒液。

(2)治疗车下层:锐器盒、医用垃圾桶、生活垃圾桶。

【操作步骤】

操作步骤	要点与说明
1. 抽吸药液　按医嘱抽吸药液,置于无菌盘内	●严格执行查对制度和无菌操作原则
2. 床边核对　携用物至病人床旁,核对病人床号、姓名、腕带	●操作前查对
3. 定位消毒　选择注射部位,常规消毒皮肤,待干	●常选择的注射部位有上臂三角肌下缘、两侧腹壁、后背、大腿前侧、外侧等部位(图2-9)
4. 核对排气　二次核对,排尽空气	●操作中查对:病人床号、姓名、药名、浓度、剂量、给药方法及时间
5. 进针推药　一手绷紧局部皮肤,一手持注射器,以示指固定针栓,针头斜面向上,与皮肤呈30°~40°,将针梗的1/2~2/3快速刺入皮下(图2-10)。松开绷紧皮肤的手,抽动活塞,如无回血,缓慢注射药液	●进针角度不宜超过45°,以免刺入肌层 ●确保针头未刺入血管内
6. 拔针按压　注射毕,用无菌干棉签轻压针刺处,快速拔针后按压至不出血为止	
7. 再次核对	●操作后查对:病人床号、姓名、药名、浓度、剂量、给药方法及时间
8. 操作后处理	
(1)协助病人取舒适卧位	
(2)清理用物	●所用物品须按消毒隔离制度处理,对一次性物品应按规定处理

续　表

操作步骤	要点与说明
(3)洗手	
(4)记录	●记录注射时间,药物名称、浓度、剂量,病人的反应

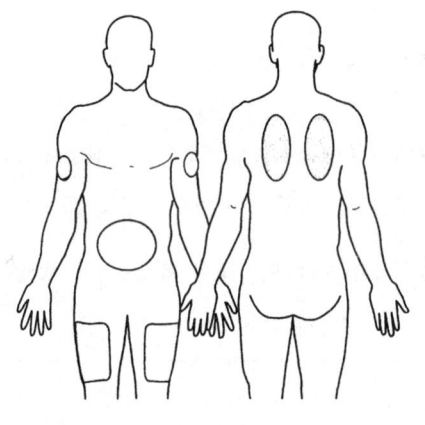

图 2-9　皮下注射部位

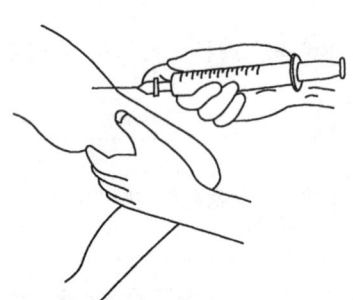

图 2-10　皮下注射

【注意事项】

1. 严格执行查对制度和无菌操作原则。

2. 刺激性强的药物不宜用皮下注射。

3. 长期皮下注射者,应有计划地经常更换注射部位,防止局部产生硬结。

4. 过于消瘦者,护士可捏起局部组织,适当减小进针角度。

【健康教育】

对长期自行皮下注射的病人,如胰岛素注射,应让病人建立轮流交替注射部位的计划,经常更换注射部位,以促进药物的充分吸收。

(三)肌内注射法

肌内注射法将一定量药液注入肌肉组织的方法。注射部位一般选择肌肉丰厚且距大血管及神经较远处。其中最常用的部位为臀大肌,其次为臀中肌、臀小肌、股外侧肌及上臂三角肌。

1. 臀大肌注射定位法

臀大肌起自髂后上棘与尾骨尖之间,肌纤维平行向外下方止于股骨上部。坐骨神经起自骶丛神经,自梨状肌下孔出骨盆至臀部,在臀大肌深部,约在坐骨结节与大转子之间中点处下降至股部,其体表投影为自大转子尖至坐骨结节中点向下至腘窝。注射时注意避免损伤坐骨神经。臀大肌注射的定位方法有两种:

(1)十字法:从臀裂顶点向左侧或向右侧划一水平线,然后从髂嵴最高点作一垂线,将一侧臀部分为四个象限,其外上象限并避开内角(从髂后上棘至股骨大转子连线),即为注射区(图2-11A)。

(2)连线法:从髂前上棘至尾骨作一连线,其外1/3处为注射部位(图2-11B)。

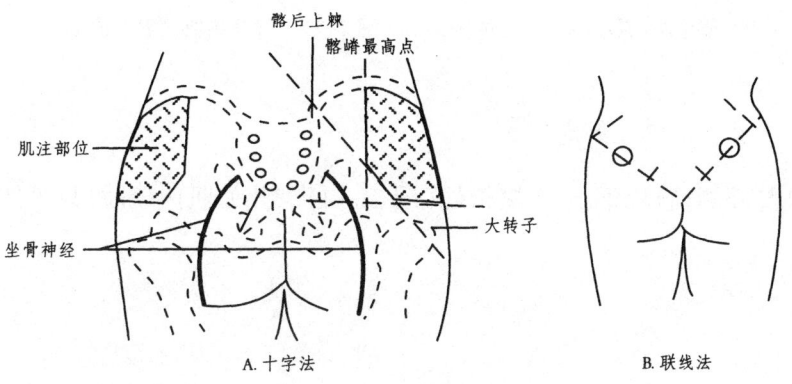

图2-11 臀大肌注射定位法

2.臀中肌、臀小肌注射定位法

(1)以示指尖和中指尖分别置于髂前上棘和髂嵴下缘处,在髂嵴、示指、中指之间构成一个三角形区域,其示指与中指构成的内角为注射区(图2-12)。

(2)髂前上棘外侧三横指处(以病人的手指宽度为准)。

3.股外侧肌注射定位法

大腿中段外侧。一般成人可取髋关节下10 cm至膝关节上10 cm,宽约7.5 cm的范围。此处大血管、神经干很少通过,且注射范围较广,可供多次注射,尤适用于2岁以下幼儿(图2-13)。

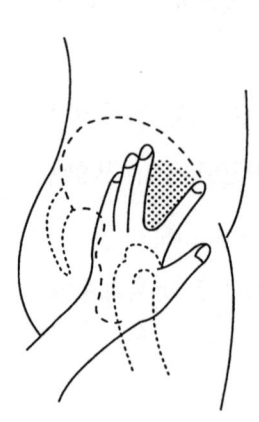
图2-12　臀中肌、臀小肌注射定位法

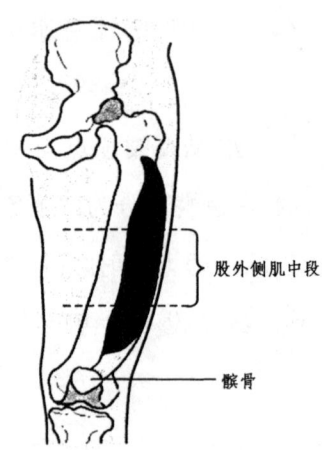
图2-13　股外侧肌注射定位法

4.上臂三角肌注射定位法

上臂外侧,肩峰下2~3横指处(图2-14)。此处肌肉较薄,只可作小剂量注射。

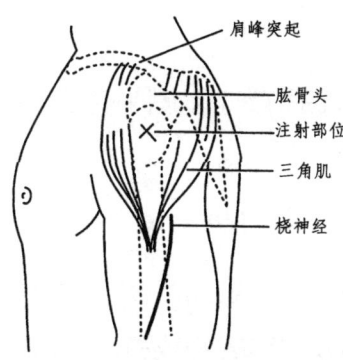

图 2-14　上臂三角肌注射定位法

【目的】

用于不宜或不能静脉注射,且要求比皮下注射更快发生疗效时。

【操作前准备】

1. 评估病人并解释:

(1)评估:①病人的病情、治疗情况、用药史、过敏史;②病人的意识状态、肢体活动能力、对用药的认知及合作程度;③注射部位的皮肤及肌肉组织状况。

(2)解释:向病人及家属解释肌内注射的目的、方法、注意事项、配合要点、药物作用及其副作用。

2. 病人准备

(1)了解肌内注射的目的、方法、注意事项、配合要点、药物作用及其副作用。

(2)取舒适体位,暴露注射部位。

3. 环境准备

清洁、安静、光线适宜,必要时用屏风遮挡病人。

4.护士准备

衣帽整洁,修剪指甲,洗手,戴口罩,戴手套。

5.用物准备

(1)治疗车上层

1)注射盘:内有盛无菌持物镊的无菌容器、皮肤消毒液(2%的碘酊、75%乙醇,或0.5%碘伏)、无菌棉签、无菌纱布或棉球、砂轮、弯盘、启瓶器。

2)无菌盘、2~5 mL注射器、6~7号针头、药液(按医嘱准备)。

3)医嘱卡。

4)一次性橡胶手套、手消毒液。

(2)治疗车下层:锐器盒、医用垃圾桶、生活垃圾桶。

【操作步骤】

操作步骤	要点说明
1.抽吸药液　按医嘱抽吸药液,置于无菌盘内	●严格执行查对制度和无菌操作原则
2.床边核对　携用物至病人床旁,核对病人床号、姓名、腕带	●操作前查对
3.安置体位　根据病情不同采取侧卧位、俯卧位、仰卧位或坐位	●为使局部肌肉放松,病人侧卧位时上腿伸直,下腿稍弯曲;俯卧位时足尖相对,足跟分开,头偏向一侧;坐位时椅子稍高,便于操作;仰卧位常用于危重及不能翻身病人
4.定位消毒　选择注射部位,常规消毒皮肤,待干	●根据病人病情、年龄、药液性质选择注射部位
5.核对排气　二次核对,排尽空气	●操作中查对:病人床号、姓名、药名、浓度、剂量、给药方法及时间

续　表

操作步骤	要点说明
6.进针推药 左手拇、示指绷紧局部皮肤,右手以执笔式持注射器,中指固定针栓,将针梗的1/2~2/3迅速垂直刺入皮肤,松开绷紧皮肤的手,抽动活塞,如无回血,缓慢注射药液(图2-15)	● 消瘦者及患儿进针深度酌减 ● 切勿将针头全部刺入,以防针梗从根部衔接处折断,难以取出 ● 确保针头未刺入血管内
7.拔针按压 注射毕,用无菌干棉签轻压针刺处,快速拔针后按压至不出血为止	
8.再次核对	● 操作后查对:病人床号、姓名、药名、浓度、剂量、给药方法及时间
9.操作后处理	
(1)协助病人取舒适卧位	
(2)清理用物	● 所用物品须按消毒隔离制度处理,对一次性物品应按规定处理
(3)洗手	
(4)记录	● 记录注射时间,药物名称、浓度、剂量,病人的反应

【注意事项】

1.严格执行查对制度和无菌操作原则。

2.两种或两种以上药物同时注射时,注意配伍禁忌。

3.对2岁以下婴幼儿不宜选用臀大肌注射,因其臀大肌尚未发育好,注射时有损伤坐骨神经的危险,最好选择股外侧肌、臀中肌和臀小肌注射。

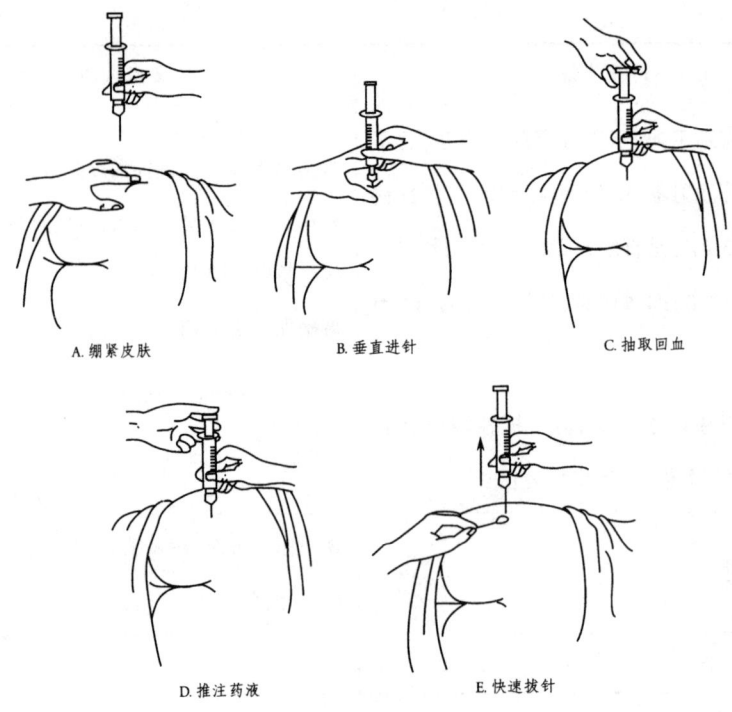

图 2-15 肌内注射

4. 注射中若针头折断,应先稳定病人情绪,并嘱其保持原位不动,固定局部组织,以防断针移位,同时尽快用无菌血管钳夹住断端取出;如断端全部埋入肌肉,应速请外科医生处理。

5. 对需长期注射者,应交替更换注射部位,并选用细长针头,以避免或减少硬结的发生。

【健康教育】

如因长期多次注射出现局部硬结时,教会病人热敷、理疗等处理方法。

(四)静脉注射法

静脉注射法是自静脉注入药液的方法。常用的静脉包括:①四肢浅静脉:上肢常用肘部浅静脉(贵要静脉、肘正中静脉、头静脉)、腕部及手背静脉;下肢常用大隐静脉、小隐静脉及足背静脉(图2-16)。②头皮静脉:小儿头皮静脉极为丰富,分支甚多,互相沟通交错成网且静脉表浅易见,易于固定,方便患儿肢体活动,故患儿静脉注射多采用头皮静脉(图2-17)。③股静脉:股静脉位于股三角区,在股神经和股动脉的内侧(图2-18)。

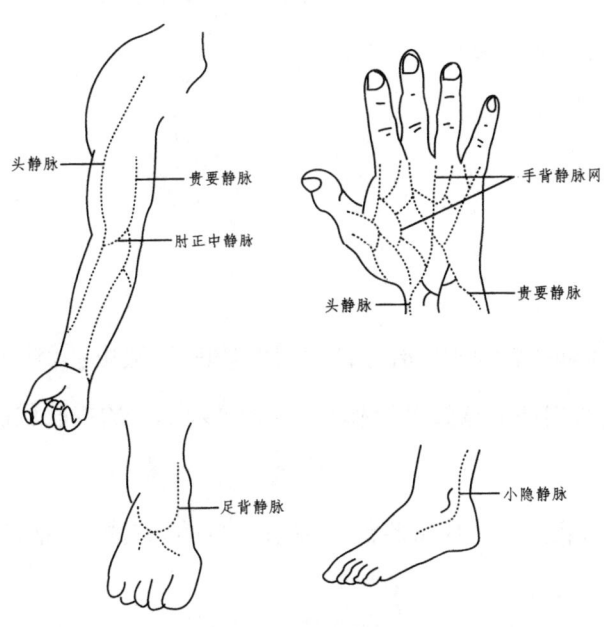

图2-16 四肢浅静脉

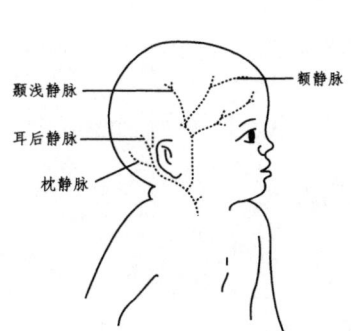

图2-17 小儿头皮静脉

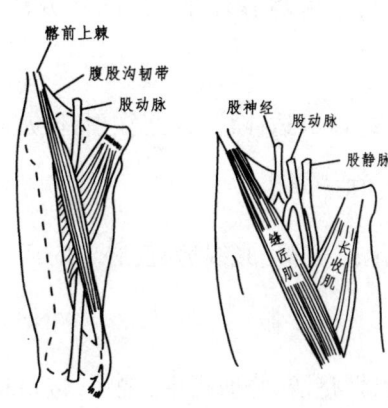

图2-18 股静脉解剖位置

【目的】

1. 注入药物,用于药物不宜口服、皮下注射、肌内注射或需迅速发挥药效时。

2. 药物因浓度高、刺激性大、量多而不宜采取其他注射方法。

3. 注入药物作某些诊断性检查。

4. 静脉营养治疗。

【操作前准备】

1. 评估病人并解释

(1)评估:①病人的病情、治疗情况、用药史、过敏史;②病人的意识状态、肢体活动能力、对用药的认知及合作程度;③穿刺部位的皮肤状况、静脉充盈度及管壁弹性。

(2)解释:向病人及家属解释静脉注射的目的、方法、注意事项、配合要点、药物的作用及副作用。

2. 病人准备

(1)了解静脉注射的目的、方法、注意事项、配合要点、药物作用及其副作用。

(2)取舒适体位,暴露注射部位。

3. 环境准备

清洁、安静、光线适宜,必要时用屏风遮挡病人。

4. 护士准备

衣帽整洁,修剪指甲,洗手,戴口罩,戴手套。

5.用物准备

(1)治疗车上层

1)注射盘:内有无菌持物镊、皮肤消毒液(2%的碘酊、75%乙醇,或0.5%碘伏)、无菌棉签、无菌纱布或棉球、砂轮、弯盘、启瓶器、止血带、一次性垫巾、胶布。

2)无菌盘、注射器(规格视药量而定)、6~9号针头、药液(按医嘱准备)。

3)医嘱卡。

4)一次性橡胶手套、无菌手套(股静脉注射使用)、手消毒液。

(2)治疗车下层:锐器盒、医用垃圾桶、生活垃圾桶。

【操作步骤】

操作步骤	要点与说明
1.抽吸药液 按医嘱抽吸药液,置于无菌盘内	●严格执行查对制度和无菌操作原则
2.床边核对 携用物至病人床旁,核对病人床号、姓名、腕带	●操作前查对
3.实施注射	
▲四肢浅静脉注射	
(1)定位消毒:选择合适静脉,在穿刺部位下方放置一次性垫巾,在穿刺部位上方(近心端)约6 cm处扎紧止血带,常规消毒皮肤,待干	选择粗直、弹性好、易于固定的静脉,避开关节和静脉瓣 ●以手指探明静脉走向及深浅 ●对需长期注射者,应有计划地由小到大,由远心端到近心端选择静脉
(2)核对排气:二次核对,排尽空气	操作中查对:病人床号、姓名、药名、浓度、剂量、给药方法及时间

续 表

操作步骤	要点与说明
(3)进针穿刺:嘱病人轻握拳,以左手拇指绷紧静脉下端皮肤,使其固定。右手持注射器,示指固定针栓(若使用头皮针,手持头皮针小翼),针头斜面向上,与皮肤呈15°~30°自静脉上方或侧方刺入皮下,再沿静脉走向滑行刺入静脉(图2-19),见回血,可再沿静脉走行进针少许	●穿刺时应沉着,切勿乱刺,一旦出现局部血肿,立即拔出针头,按压局部,另选其他静脉重新穿刺
(4)两松固定:松开止血带,病人松拳,固定针头(如为头皮针,用胶布固定)	
(5)推注药液:缓慢推注药液,注药过程中要试抽回血,以检查针头是否仍在静脉内(图2-20)。	●注射对组织有强烈刺激性的药物,穿刺时应使用抽有生理盐水的注射器及针头,注射穿刺成功后,先注入少量生理盐水,证实针头确在静脉内,再换上抽有药液的注射器进行推药(针头不换),以免药液外溢而致组织坏死 ●根据病人年龄、病情及药物性质,掌握注药速度,并随时听取病人主诉,观察局部情况及病情变化
(6)拔针按压:注射毕,用无菌干棉签轻压针刺处,快速拔针后按压至不出血为止	
▲小儿头皮静脉注射	
(1)安置体位:患儿取仰卧或侧卧位	
(2)定位消毒:选择合适头皮静脉,常规消毒皮肤,待干	●必要时剃去注射部位毛发

续 表

操作步骤	要点与说明
(3)核对排气:二次核对,排尽空气	●操作中查对:病人床号、姓名、药名、浓度、剂量、给药方法及时间
(4)穿刺注射:由助手固定患儿头部。术者左手拇、示指固定静脉两端,右手持头皮针小翼,沿静脉向心方向平行刺入,见回血后推药少许。如无异常,用胶布固定针头,缓慢注射药液	注射过程中注意约束患儿,防止其抓拽注射部位 ●注药过程中要试抽回血,以检查针头是否仍在静脉内。如有局部疼痛或肿胀隆起,回抽无回血,提示针头滑出静脉,应拔出针头,更换部位,重新穿刺
(5)拔针按压:注射毕,用无菌干棉签轻压针刺处,快速拔针后按压至不出血为止	
▲股静脉注射	
(1)安置体位:协助病人取仰卧位,下肢伸直略外展外旋	
(2)定位消毒:在腹股沟中内1/3交界处,用左手触得股动脉搏动最明显处,股静脉位于股动脉内侧0.5 cm处,常规消毒局部皮肤,左手戴无菌手套	
(3)核对排气:二次核对,排尽空气	●操作中查对:病人床号、姓名、药名、浓度、剂量、给药方法及时间

续 表

操作步骤	要点与说明
(4)穿刺注射：左手再次扪及股动脉搏动最明显部位并予固定。右手持注射器，针头与皮肤呈90°或45°，在股动脉内侧0.5 cm处刺入，抽动活塞见有暗红色回血，提示针头已进入股静脉，固定针头，注入药液	●如抽出血液为鲜红色，提示针头进入股动脉，应立即拔出针头，用无菌纱布紧压穿刺处5~10分钟，直至无出血为止
(5)拔针按压：注射毕，拔出针头。局部用无菌纱布加压止血3~5分钟，然后用胶布固定	●以免引起出血或形成血肿
4.再次核对	操作后查对：病人床号、姓名、药名、浓度、剂量、给药方法及时间
5.操作后处理	
(1)协助病人取舒适卧位	
(2)清理用物	
(3)洗手	
(4)记录	●记录注射时间，药物名称、浓度、剂量，病人的反应

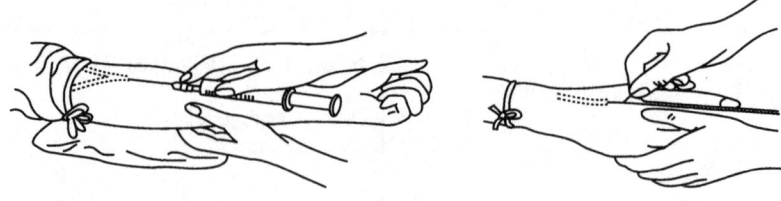

图 2-19　静脉注射进针法

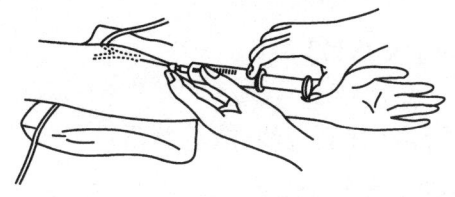

图 2-20　静脉注射推药法

【注意事项】

1. 严格执行查对制度和无菌操作制度。

2. 长期静脉注射者要保护血管,应有计划地由远心端向近心端选择静脉。

3. 注射对组织有强烈刺激性的药物,一定要在确认针头在静脉内后方可推注药液,以免药液外溢导致组织坏死。

4. 股静脉注射时如误入股动脉,应立即拔出针头,用无菌纱布紧压穿刺处 5~10 分钟,直至无出血为止。

5. 根据病情及药物性质,掌握推药速度,若需要长时间、微量、均匀、精确地注射药物,有条件的医院可选用微量注射泵(图 2-21),更为安全可靠。

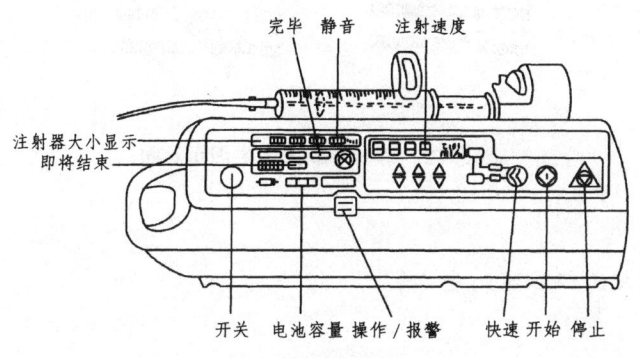

图 2-21　微量注射泵

【静脉注射失败的常见原因】

1. 针头未刺入血管内(穿刺过浅,或静脉滑动)。临床判断:无回血,注入药物局部隆起,主诉疼痛(图2-22A)。

2. 针头斜面未全部进入血管内,部分药液溢出至皮下。临床判断:可有回血,穿刺部位局部隆起,主诉疼痛(图2-22B)。

3. 针头刺破对侧血管壁,针头斜面部分在血管内,部分在对侧血管壁外。临床判断:可有回血,因药液溢出至深层组织局部无隆起,主诉疼痛(图2-22C)。

4. 针头穿刺对侧血管壁。临床判断:无回血,注入药物无隆起,主诉疼痛(图2-22D)。

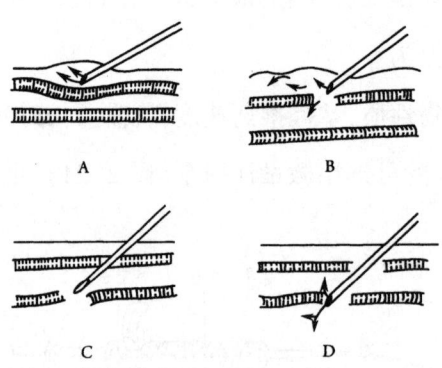

图2-22 静脉穿刺失败原因示意图

【特殊病人的静脉穿刺要点】

1. 肥胖病人

肥胖者皮下脂肪较厚,静脉位置较深,不明显,但相对固定,注射时,在摸清血管走向后由静脉上方进针,进针角度稍加大(30°~40°)。

2. 水肿病人

可沿静脉解剖位置,用手按揉局部,以暂时驱散皮下水分,使静脉充分显露后再行穿刺。

3. 脱水病人

血管充盈不良,穿刺困难。可作局部热敷、按摩,待血管充盈后再穿刺。

4. 老年病人

老年人皮下脂肪较少,静脉易滑动且脆性较大,针头难以刺入或易穿破血管对侧。注射时,可用手指分别固定穿刺段静脉上下两端,再沿静脉走向穿刺。

第四节 雾化吸入法

雾化吸入法是应用雾化装置将药液分散成细小的雾滴,经鼻或口吸入呼吸道,达到预防和治疗疾病的目的。吸入药物除了对呼吸道局部产生作用外,还可通过肺组织吸收而产生全身性疗效。雾化吸入用药具有奏效较快、药物用量较小、不良反应较轻的优点,临床应用广泛。常用的雾化吸入法有超声波雾化吸入法、氧气雾化吸入法和手压式雾化器雾化吸入法。

一、超声波雾化吸入法

超声波雾化吸入法是应用超声波声能将药液变成细微的气雾,再由呼吸道吸入,以预防和治疗呼吸道疾病的方法。超声波雾化吸入的特点为雾量大小可以调节;雾滴小而均匀(直径<5 μm);病人感觉温暖舒适(雾化器电子部分产热,对雾化液起轻度加温的作用);治疗效果好(药液可被吸入到终末细支气管和肺泡)。

超声波雾化吸入器的构造:超声波雾化吸入器由四部分组成(图2-23):①超声波发生器:通电后可输出高频电能,其面板上有电源和雾量调节开关,指示灯及定时器;②水槽与晶体换能器:水槽内盛冷蒸馏水,其底部有一晶体换能器,接收发生器输出的高频电能,并将其转化为超声波声能;③雾化罐与透声膜:雾化罐盛药液,其底部为一半透明的透声膜,声能可透过此膜与罐内药液作用,产生雾滴喷出;④螺纹管和口含嘴(或面罩)。

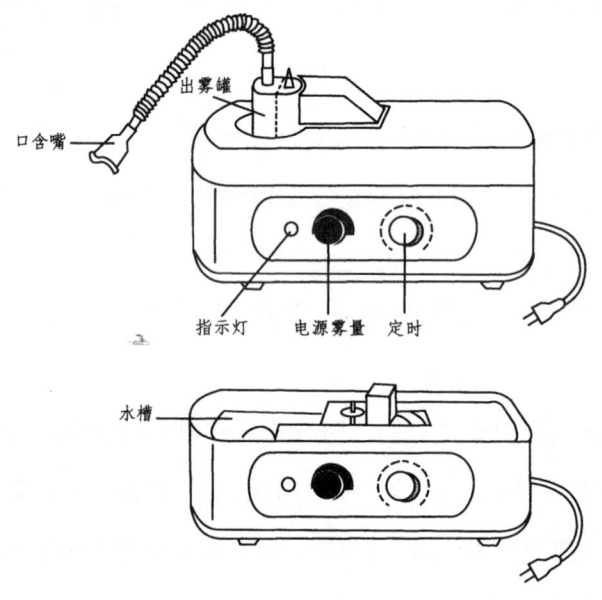

图 2-23　超声雾化器

超声波雾化吸入器的作用原理:超声波发生器通电后输出的高频电能通过水槽底部晶体换能器转换为超声波声能,声能震动并透过雾化罐底部的透声膜作用于罐内的药液,使药液表面张力破坏而成为细微雾滴,通过导管在病人深吸气时进入呼吸道。

【目的】

1. 湿化气道

常用于呼吸道湿化不足、痰液黏稠、气道不畅者,也可作为气管切开术后常规治疗手段。

2. 控制感染

消除炎症,控制呼吸道感染。常用于咽喉炎、支气管扩张、肺炎、肺脓肿、肺结核等病人。

3. 改善通气

解除支气管痉挛,保持呼吸道通畅。常用于支气管哮喘等病人。

4. 祛痰镇咳

减轻呼吸道黏膜水肿,稀释痰液,帮助祛痰。

【操作前准备】

1. 评估病人并解释

(1)评估:①病人的病情、治疗情况、用药史、过敏史;②病人的意识状态、肢体活动能力、对用药的认知及合作程度;③呼吸道是否通畅、面部及口腔黏膜有无感染、溃疡等。

(2)解释:向病人及家属解释超声波雾化吸入法的目的、方法、注意事项及配合要点。

2. 病人准备

(1)病人了解超声波雾化吸入法的目的、方法、注意事项及配合要点。

(2)取卧位或坐位接受雾化治疗。

3. 环境准备

环境清洁、安静,光线、温湿度适宜。

4. 护士准备

衣帽整洁,修剪指甲,洗手,戴口罩。

5. 用物准备

(1)治疗车上层

1)超声波雾化吸入器一套。

2)水温计、弯盘、冷蒸馏水、生理盐水。

3)药液:①抗生素:常用庆大霉素、卡那霉素等控制呼吸道感染;②平喘药:常用氨茶碱、沙丁胺醇(舒喘灵)等解除支气管痉挛;③祛痰药:常用α-糜蛋白酶等稀释痰液,帮助祛痰;④糖皮质激素:常用地塞米松等减轻呼吸道黏膜水肿。

(2)治疗车下层:锐器盒、医用垃圾桶、生活垃圾桶。

【操作步骤】

操作步骤	要点与说明
1.检查 使用前检查雾化器各部件是否完好,有无松动、脱落等异常情况	
2.连接 连接雾化器主件与附件	
3.加水 加冷蒸馏水于水槽内,水量视不同类型的雾化器而定,要求浸没雾化罐底部的透声膜	●水槽和雾化罐内切忌加温水或热水,水槽内无水时,不可开机,以免损坏仪器
4.加药 将药液用生理盐水稀释至30~50 mL倒入雾化罐内,检查无漏水后,将雾化罐放入水槽,盖紧水槽盖	●水槽底部的晶体换能器和雾化罐底部的透声膜薄,而质脆,易破碎,操作中注意不要损坏
5.开始雾化	
(1)床边核对:携用物至病人床旁,核对病人床号、姓名、腕带	●操作前查对
(2)安置体位:协助病人取合适卧位	

续　表

操作步骤	要点与说明
（3）调节雾量：接通电源，打开电源开关（指示灯亮），调整定时开关至所需时间，打开雾化开关，调节雾量	●大档雾量3L/min，中档雾量2L/min，小档雾量1L/min ●一般每次15~20分钟
（4）二次核对	●操作中查对：病人床号、姓名、药名、浓度、剂量、给药方法及时间
（5）雾化吸入：将口含嘴放入病人口中（也可用面罩），指导病人做闭口深呼吸，直至药液吸完为止	●水槽内须保持有足够的冷水，如发现水温超过50℃或水量不足，应关机，更换或加入冷蒸馏水
（6）再次核对	●操作后查对：病人床号、姓名、药名、浓度、剂量、给药方法及时间
6.结束雾化	
（1）治疗完毕，取下口含嘴	
（2）关雾化开关，再关电源开关	●连续使用雾化器时，中间需间隔30分钟
7.操作后处理	
（1）协助病人擦干面部，清洁口腔，取舒适卧位，整理床单位	
（2）清理用物，放掉水槽内的水，擦干水槽。将口含嘴、雾化罐、螺纹管浸泡于消毒液内1小时，再洗净晾干备用	
（3）洗手，记录	●记录雾化开始与持续时间，病人的反应及效果

【注意事项】

1. 护士熟悉雾化器性能,水槽内应保持足够的水量(虽有缺水保护装置,但不可在缺水状态下长时间开机),水温不宜超过 50 ℃。

2. 水槽底部的晶体换能器和雾化罐底部的透声膜薄而质脆,在操作及清洗过程中,动作要轻,防止损坏。

3. 观察病人痰液排出是否困难,若因黏稠的分泌物经湿化后膨胀致痰液不易咳出时,应予以拍背以协助痰液排出,必要时吸痰。

4. 治疗过程需加入药液时,不必关机,直接从盖上小孔内添加即可;若要加水入水槽,必须关机操作。

【健康教育】

1. 向病人介绍超声波雾化吸入器的作用原理并教会其正确的使用方法。
2. 教给病人深呼吸的方法及用深呼吸配合雾化的方法。

二、氧气雾化吸入法

氧气雾化吸入法是借助高速氧气气流,使药液形成雾状,随吸气进入呼吸道的方法。

氧气雾化器的构造:雾化吸入器包括盛药物的储药罐、吸入管口、雾化口含嘴三部分(图 2-24)。

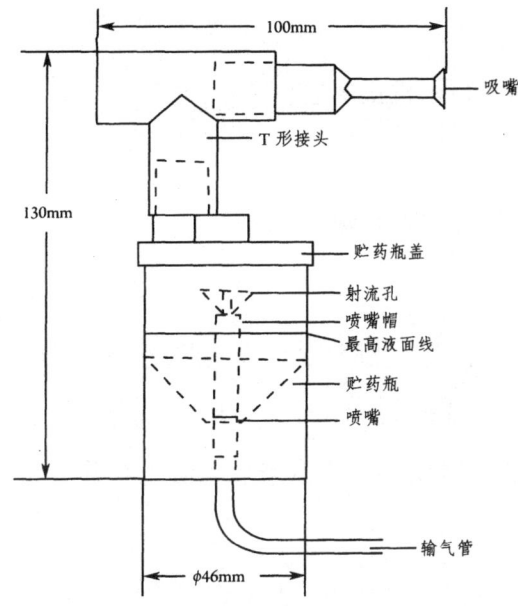

图 2-24 射流式氧气雾化器

氧气雾化器的作用原理:基本原理是利用高速氧气流通过毛细管口并在管口产生负压,将药液由相邻的管口吸出,所吸出的药液又被毛细管口高速的氧气流撞击成细小的雾滴,成气雾状喷出,随病人呼吸进入呼吸道而达到治疗的作用。

【目的】

同超声波雾化吸入法。

【操作前准备】

1. 评估病人并解释

同超声波雾化吸入法。

2. 病人准备

同超声波雾化吸入法。

3. 环境准备

环境清洁、安静、光线、温湿度适宜。

4. 护士准备

衣帽整洁,修剪指甲,洗手,戴口罩。

5. 用物准备

(1) 治疗车上层:氧气雾化吸入器、氧气装置一套(湿化瓶勿放水)、弯盘、药液(遵医嘱准备)、生理盐水。

(2) 治疗车下层:锐器盒、医用垃圾桶、生活垃圾桶。

【操作步骤】

操作步骤	要点与说明
1. 检查　使用前检查雾化器各部件是否完好,有无松动、脱落、漏气等异常情况	
2. 加药　遵医嘱将药液稀释至 5 mL,注入雾化器的药杯内	
3. 核对　携用物至病人床旁,核对病人床号、姓名、腕带	●操作前查对
4. 连接　将雾化器的接气口连接于氧气筒或中心吸氧装置的输氧管上	●氧气湿化瓶内勿放水,以免液体进入雾化吸入器内使药液稀释
5. 调节　调节氧流量,一般为 6~8 L/min	
6. 二次核对	●操作中查对:病人床号、姓名、药名、浓度、剂量、给药方法及时间

续　表

操作步骤	要点与说明
7.开始雾化　指导病人手持雾化器,将吸嘴放入口中紧闭嘴唇深吸气,用鼻呼气,如此反复,直至药液吸完为止	●深吸气,使药液充分到达细支气管和肺内,可提高治疗效果
8.再次核对	●操作后查对:病人床号、姓名、药名、浓度、剂量、给药方法及时间
9.结束雾化　取出雾化器,关闭氧气开关	
10.操作后处理	
(1)协助病人擦干面部,清洁口腔,取舒适卧位,整理床单位	
(2)清理用物	
(3)洗手,记录	●记录雾化开始与持续时间,病人的反应及效果

【注意事项】

1.正确使用供氧装置注意用氧安全,室内应避免火源。

2.氧气湿化瓶内勿盛水,以免液体进入雾化器内使药液稀释影响疗效。

3.观察及协助排痰注意观察病人痰液排出情况,如痰液仍未咳出,可予以拍背、吸痰等方法协助排痰。

【健康教育】

同超声波雾化吸入法。

三、手压式雾化器雾化吸入法

手压式雾化器雾化吸入法是利用拇指按压雾化器顶部(图2-25),使药液从喷嘴喷出,形成雾滴作用于口腔及咽部气管、支气管黏膜而被其吸收的治疗方法。

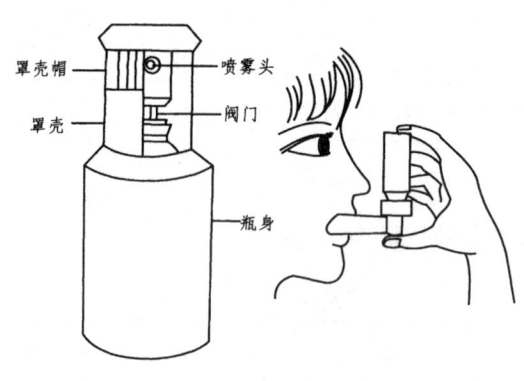

图2-25 手压式雾化器

【目的】

主要通过吸入拟肾上腺素类药、氨茶碱或沙丁胺醇等支气管解痉药,改善通气功能,适用于支气管哮喘、喘息性支气管炎的对症治疗。

【操作前准备】

1. 评估病人并解释

同超声波雾化吸入法。

2. 病人准备

同超声波雾化吸入法。

3. 护士准备

衣帽整洁,修剪指甲,洗手,戴口罩。

4. 用物准备

按医嘱准备手压式雾化器(内含药物)。

5. 环境准备

环境清洁、安静,光线、温湿度适宜。

【操作步骤】

操作步骤	要点与说明
1. 检查　使用前检查雾化器是否完好	
2. 核对　携用物至病人床旁,核对病人床号、姓名、腕带	●操作前查对
3. 开始雾化	
(1)摇匀药液:取下雾化器保护盖,充分摇匀药液	
(2)二次核对	●操作中查对:病人床号、姓名、药名、浓度、剂量、给药方法及时间
(3)放入口中:将雾化器倒置,接口端放入口中,平静呼气	
(4)按压喷药:吸气开始时,按压气雾瓶顶部,使之喷药,然后深吸气,药物经口吸入,吸气末尽可能延长屏气时间,再呼气,反复1~2次	●深吸气、屏气,使药液充分到达细支气管和肺内可提高治疗效果

续　表

操作步骤	要点与说明
(5)再次核对	●操作后查对:病人床号、姓名、药名、浓度、剂量、给药方法及时间
4.结束雾化　取出雾化器	
5.操作后处理	
(1)协助病人清洁口腔,取舒适卧位,整理床单位	
(2)清理用物	●塑料外壳定期温水清洁
(3)洗手,记录	●记录雾化开始与持续时间,病人的反应及效果

【注意事项】

1.喷雾器使用后放在阴凉处(30 ℃以下)保存。其塑料外壳应定期用温水清洁。

2.使用前检查雾化器各部件是否完好,有无松动、脱落等异常情况。

3.每次1~2喷,两次使用间隔时间不少于3~4小时。

【健康教育】

1.指导病人或家属正确使用手压式雾化吸入器给药。

2.教会病人评价疗效,当疗效不满意时,不随意增加或减少用量或缩短用药间隔时间,以免加重不良反应。

3.帮助病人分析并解释引起呼吸道痉挛的原因和诱因,指导其选择适宜的运动,预防呼吸道感染。

第五节　药物过敏试验法

药物过敏反应是异常的免疫反应,有些病人在应用某些药物时,会发生不同程度的过敏反应,临床表现可有发热、皮疹、血管神经性水肿、血清病综合征等,严重者可发生过敏性休克而危及生命。

药物过敏反应的基本原因在于抗原抗体的相互作用。药物作为一种抗原,进入机体后,有些个体体内会产生特异性抗体(IgE、IgG 及 IgM),使 T 淋巴细胞致敏,当再次应用同类药物时,抗原抗体在致敏淋巴细胞上相互作用,引起过敏反应。药物的过敏反应通常具有以下特点:

1. 药物过敏反应不具有普遍性,只发生于少数人。药物过敏反应的发生与人的过敏体质有关,与所用药物的药理作用及用药的剂量无关。

2. 通常不发生在首次用药时,一般均在再次用药后发病,但有可能病人过去接触过(如吸入)而自己并不知道。

3. 机体从接受药物到形成抗体需要一定的时间,所以过敏反应有或长或短的潜伏期。

4. 皮肤过敏试验时,有少数病人会呈假阴性反应,可能是剂量太小不足以诱发过敏反应,皮试前用了抗过敏药物也可呈假阴性反应;还有少数病人在皮肤试验期间即可发生严重的过敏性反应。

5. 化学结构相似的药物之间有交叉或不完全交叉过敏反应。

为防止过敏反应,在使用致敏性高的药物前,除应详细询问病人用药史、过敏史、家族过敏史,仔细阅读药品说明书,了解药物化学性质外,对特殊药物,还应作药物过敏试验。护理人员应掌握药物过敏试验的方法,正确判断试验结果,同时掌握过敏反应处理方法。

药物过敏试验可用皮内注射法、皮肤划痕法、静脉注射法、口服试验法、眼结膜试验法等,可根据药物的性质选用。

皮内注射法是最常用的药物过敏试验法,可以测定速发型过敏反应,对预测过敏性休克反应有参考价值,一般采用一定量药液皮内注射的方法,20分钟后判断并记录试验结果,结果阴性才可用药。

一、青霉素过敏试验及过敏反应的处理

青霉素主要用于敏感的革兰阳性球菌、阴性球菌和螺旋体感染。青霉素的毒性较低,最常见的不良反应是过敏反应,其发生率在各种抗生素中最高,约3%~6%。常发生于多次接受青霉素治疗者,偶见初次用药的病人。各种类型的变态反应(Ⅰ、Ⅱ、Ⅲ、Ⅳ型)都可以出现,但以皮肤过敏反应和血清样反应较为多见。前者主要表现为荨麻疹,严重者会发生剥落性皮炎;后者一般于用药后7~14天出现,临床表现与血清病相似,有发热、关节肿痛、皮肤发痒、荨麻疹、全身淋巴结肿大及腹痛等症状。上述反应多不严重,停药或应用H1受体阻断药可恢复。属Ⅰ型变态反应的过敏性休克虽然少见,但其发生、发展迅猛,可因抢救不及时而死于严重的呼吸困难和循环衰竭。

青霉素本身不具有免疫原性,其制剂中所含的高分子聚合物及其降解产物(如青霉烯酸、青霉噻唑酸等)作为半抗原进入人体后,可与蛋白质、多糖及多肽类结合而成为全抗原,引起过敏反应。此外,半合成青霉素(如阿莫西林、氨苄西林、羧苄西林等)与青霉素之间有交叉过敏反应,用药前同样要做皮肤过敏试验。

(一)青霉素过敏试验法

青霉素过敏试验通常以0.1 mL(含青霉素20~50单位)的试验液皮内注射,根据皮丘变化及病人全身情况来判断试验结果,过敏试验结果阴性方可使用青霉素治疗。

【目的】

通过青霉素过敏试验,确定病人对青霉素是否过敏,以作为临床应用青霉素治疗的依据。

【操作前准备】

1. 评估病人并解释

(1)评估:①病人的用药史、过敏史及家族过敏史,如有青霉素过敏史者应停止该项试验,有其他药物过敏史或变态反应疾病史者应慎用;②病情、治疗情况、用药情况,如曾使用青霉素,停药3天后再次使用,或在使用过程中改用不同生产批号的制剂时,需重做过敏试验;③心理状态和意识状态;④对青霉素过敏试验的认识程度及合作态度。

(2)向病人及家属解释过敏试验的目的、方法、注意事项及配合要点。

2. 病人准备

(1)病人了解过敏试验的目的、方法、注意事项及配合要点。

(2)病人空腹时不宜进行皮试,因个别病人于空腹时注射用药,会发生眩晕、恶心等反应,易与过敏反应相混淆。

3. 环境准备

注射环境安静、整洁、光线适宜。

4. 护士准备

衣帽整洁,修剪指甲,洗手,戴口罩。

5. 用物准备

(1)注射盘、1 mL注射器、2~5 mL注射器、4~5号针头、6~7号针头、青霉素药液(青霉素G80万U/瓶)、生理盐水。

(2)抢救用物与用品:0.1%盐酸肾上腺素,急救小车(备常用抢救药物),氧气,吸痰器等。

【操作步骤】

1. 试验液的配制

通常以每 mL 含青霉素 200~500U 的皮内试验液为标准,注入剂量为 0.1 mL,含青霉素 20~50U。下面以青霉素钠 80 万 U 配制成每毫升含青霉素 400U 的皮试液为例,介绍试验液的配制方法(表 2-3)。

表 2-3 青霉素皮肤试验液的配制

青霉素钠	加 0.9%氯化钠溶液 / mL	每 mL 药液青霉素钠含量/(U/mL)	要点与说明
80 万 U	4	20 万	●用 5 mL 注射器,6~7 号针头
0.2 mL 上液	0.8	4 万	●以下用 1 mL 注射器,6~7 号针头
0.1 mL 上液	0.9	4000	●每次配制时均需将溶液摇匀
0.1 mL 上液	0.9	400	●配制完毕换接 $4\frac{1}{2}$ 号针头,妥善放置

2. 试验方法

确定病人无青霉素过敏史,于病人前臂掌侧下段皮内注射青霉素皮试溶液 0.1 mL(含青霉素 20~50U),注射后观察 20 分钟,20 分钟后判断并记录试验结果。

3. 试验结果判断

见表 2-4。

表2-4 青霉素皮肤试验结果的判断

结果	局部皮丘反应	全身情况
阴性	大小无改变,周围无红肿,无红晕	无自觉症状,无不适表现
阳性	皮丘隆起增大,出现红晕,直径大于1 cm,周围有伪足伴局部痒感	可有头晕、心慌、恶心,甚至发生过敏性休克

【注意事项】

1. 青霉素过敏试验前详细询问病人的用药史、药物过敏史及家族过敏史。

2. 凡初次用药、停药3天后再用,以及在应用中更换青霉素批号时,均须按常规做过敏试验。

3. 皮肤试验液必须现配现用,浓度与剂量必须准确。

4. 严密观察病人首次注射后须观察30分钟,注意局部和全身反应,倾听病人主诉,并备好肾上腺素注射液与注射器,做好急救准备工作。

5. 皮试结果阳性者不可使用青霉素,并在体温单、病历、医嘱单、床头卡醒目注明,同时将结果告知病人及其家属。

6. 如对皮试结果有怀疑,应在对侧前臂皮内注射生理盐水0.1 mL,以作对照,确认青霉素皮试结果为阴性方可用药。使用青霉素治疗过程中要继续严密观察反应。

(二)青霉素过敏性休克及其处理

1. 发生机制

青霉素过敏性休克Ⅰ型变态反应,发生率约为(5~10)/万,特点是反应迅速、强烈、消退亦快。目前对其发生机制的解释是:青霉素本身不具有抗原性,其降解产物青霉噻唑酸和青霉烯酸为半抗原,进入机体后与蛋白质或多肽分子结合而发挥完全抗原的作用,有些个体在此作用下能产生相当量的IgE类抗体。IgE 能与肥大细胞和嗜碱性粒细胞结合。当再次接触相同的变应原时,变应原与上述细胞表面的 IgE 特异性地结合,所形成的变应原-IgE 复合物能激活肥大细胞和嗜碱性粒细胞,使之脱颗粒。从排出的颗粒中及从细胞内释出的一系列生物活性介质,如组胺、激肽、白三烯等,引起毛细血管扩张、血管壁通透性增加、平滑肌收缩和腺体分泌增多。临床上可表现为荨麻疹、哮喘、喉头水肿;严重时可引起窒息、血压下降或过敏性休克。至于初次注射青霉素引起的过敏性休克,则很可能与病人在以往生活中,通过其他方式接触过与青霉素有关的变应原成分有关。

2. 临床表现

青霉素过敏性休克多在注射后 5~20 分钟内,甚至可在数秒内发生,既可发生于皮内试验过程中,也可发生于初次肌内注射或静脉注射时(皮内试验结果阴性);还有极少数病人发生于连续用药过程中。其临床表现主要包括如下几个方面:

(1)呼吸道阻塞症状:由于喉头水肿、支气管痉挛、肺水肿引起,可表现为胸闷、气促、哮喘与呼吸困难,伴濒死感。

(2)循环衰竭症状:由于周围血管扩张导致有效循环量不足,可表现为面色苍白、出冷汗、发绀、脉搏细弱、血压下降。

(3)中枢神经系统症状:因脑组织缺氧,可表现为面部及四肢麻木,意识丧失,抽搐或大小便失禁等。

(4)其他过敏反应表现:可有荨麻疹,恶心、呕吐、腹痛与腹泻等。

3. 急救措施

由于青霉素过敏性休克发生迅猛,务必要做好预防及急救准备并在使用过程中密切观察病人的反应,一旦出现过敏性休克应立即采取以下措施组织抢救。

(1)立即停药,协助病人平卧,报告医生,就地抢救。

（2）立即皮下注射 0.1% 盐酸肾上腺素 1 mL，小儿剂量酌减。症状如不缓解，可每隔半小时皮下或静脉注射该药 0.5 mL，直至脱离危险期。盐酸肾上腺素是抢救过敏性休克的首选药物，具有收缩血管、增加外周阻力、提升血压、兴奋心肌、增加心输出量以及松弛支气管平滑肌等作用。

（3）给予氧气吸入，改善缺氧症状。呼吸受抑制时，应立即进行口对口人工呼吸，并肌内注射尼可刹米、洛贝林等呼吸兴奋剂。有条件者可插入气管导管，借助人工呼吸机辅助或控制呼吸。喉头水肿导致窒息时，应尽快施行气管切开。

（4）根据医嘱静脉注射地塞米松 5～10 mg 或将氢化可的松琥珀酸钠 200～400 mg 加入 5%～10% 葡萄糖溶液 500 mL 内静脉滴注；应用抗组胺类药物，如肌内注射盐酸异丙嗪 25～50 mg 或苯海拉明 40 mg。

（5）静脉滴注 10% 葡萄糖溶液或平衡溶液扩充血容量。如血压仍不回升，可按医嘱加入多巴胺或去甲肾上腺素静脉滴注。

（6）若发生呼吸心搏骤停，立即进行复苏抢救。如施行体外心脏按压，气管内插管或人工呼吸等急救措施。

（7）密切观察病情，记录病人生命体征、神志和尿量等病情变化；不断评价治疗与护理的效果，为进一步处置提供依据。

二、头孢菌素类药物过敏试验法

头孢菌素类药物是一类高效、低毒、广谱的抗生素，因可致过敏反应，故用药前需做皮肤过敏试验。此外，应注意头孢菌素类和青霉素之间可呈现不完全的交叉过敏反应，对青霉素过敏者约有 10%～30% 对头孢菌素过敏，而对头孢菌素过敏者绝大多数对青霉素过敏。

1. 方法

以先锋霉素Ⅵ为例，皮试液以含先锋霉素Ⅵ 500 μg/mL 的生理盐水溶液为标准,皮试注入剂量为 0.1 mL(含先锋霉素 50 μg)。皮试液配制方法如下表(表 2-5)。

表 2-5　先锋霉素 Ⅵ 皮肤试验液的配制

先锋霉素 Ⅵ	加 0.9% 氯化钠溶液 / mL	每毫升药液先锋霉素 Ⅵ 含量	要点与说明
0.5g	2	250 mg	●用 2~5 mL 注射器,6~7 号针头
取上液 0.2 mL;	0.8	50 mg	●换用 1 mL 注射器
取上液 0.1 mL	0.9	5 mg	●每次配制时均需将溶液摇匀
取上液 0.1 mL	0.9	500 μg	●配制完毕换接 $4\frac{1}{2}$ 号针头,妥善放置

2. 注意事项

(1)头孢菌素类药物皮肤试验前应详细询问病人的用药史、药物过敏史和家族过敏史。

(2)凡初次用药、停药 3 天后再用,以及更换批号时,均须按常规做过敏试验。

(3)皮肤试验液必须临用时配制,浓度与剂量必须准确。

(4)严密观察病人的反应,首次注射后须观察 30 分钟,注意局部和全身反应,倾听病人的主诉,做好急救准备工作。

(5)皮肤试验结果阳性者不可使用头孢菌素类药物,应及时报告医生,同时在体温单、病历、医嘱单、床头卡和注射本上加以注明,并将结果告知病人及其家属。

有关皮试的评估、准备、结果的判断以及过敏反应的处理,参见青霉素皮内试验有关内容。

三、破伤风抗毒素过敏试验及脱敏注射法

破伤风抗毒素（tetanus antitoxin，TAT）是用破伤风类毒素免疫马血浆经物理、化学方法精制而成，是一种特异性抗体，能中和病人体液中的破伤风毒素。常在救治破伤风病人时应用，有利于控制病情发展；并常用于有潜在破伤风危险的外伤伤员，作为被动免疫的预防注射。

TAT 对于人体是一种异种蛋白，具有抗原性，注射后可引起过敏反应。主要表现为发热、速发型或迟缓型血清病。反应一般不严重，但偶尔可见过敏性休克，抢救不及时可导致死亡。故首次使用 TAT 前，必须作过敏试验。如果结果阴性，方可把所需剂量一次注射完。若皮试结果为阳性，可采用脱敏注射法或注射人破伤风免疫球蛋白（human tetanus immunoglobulin，HTIG），注射过程要密切观察，一旦发现异常，立即采取有效的处理措施。

（一）TAT 过敏试验

1. TAT 皮试液

配制用 1 mL 注射器吸取 TAT 药液（1500 U/ mL）0.1 mL，加生理盐水稀释至 1 mL（1 mL 内含 TAT 150 U），即可供皮试使用。

2. 皮内试验方法取上述皮试液 0.1 mL（内含 TAT 15 U）作皮内注射，20 分钟后判断皮试结果。皮试结果判断标准：

阴性：局部无红肿、全身无异常反应。

阳性：皮丘红肿，硬结直径大于 1.5 cm，红晕范围直径超过 4 cm，有时出现伪足或有痒感，全身过敏性反应表现与青霉素过敏反应相类似，以血清病型反应多见。

如皮试结果为阴性，可把所需剂量一次肌内注射。如结果为阳性，需采用脱敏注射法。

(二)TAT 脱敏注射法

脱敏注射法是将所需要的 TAT 剂量分次少量注入体内(表 2-6)。脱敏的基本原理是：小剂量注射时变应原所致生物活性介质的释放量少，不至于引起临床症状；短时间内连续多次药物注射可以逐渐消耗体内已经产生的 IgE，最终可以全部注入所需药量而不致发病。但这种脱敏只是暂时的，经过一定时间后，IgE 再产生而重建致敏状态。故日后如再用 TAT，还需重做皮内试验。采用 TAT 脱敏注射时，预先应按抢救过敏性休克的要求准备好急救物品。

表 2-6　破伤风抗毒素脱敏注射法

次数	TAT/mL	加 0.9%氯化钠溶液/mL	注射途径
1	0.1	0.9	肌内注射
2	0.2	0.8	肌内注射
3	0.3	0.7	肌内注射
4	余量	稀释至 1 mL	肌内注射

按上表，每隔 20 分钟肌内注射 TAT 一次，直至完成总剂量注射(TAT 1500 U)。在脱敏注射过程中，应密切观察病人的反应。如发现病人有面容苍白、发绀、荨麻疹及头晕、心跳等不适或过敏性休克时，应立即停止注射并配合医生进行抢救。如过敏反应轻微，可待症状消退后，酌情将剂量减少、注射次数增加，在密切观察病人情况下，使脱敏注射顺利完成。

四、普鲁卡因过敏试验

普鲁卡因为一种局部麻醉药，可做浸润麻醉、传导麻醉、腰椎麻醉及硬膜外麻醉，偶可见过敏反应。凡首次应用普鲁卡因，或注射普鲁卡因青霉素者均须做过敏试验。

1. 过敏试验方法

皮内注射 0.25% 普鲁卡因溶液 0.1 mL,20 分钟后观察试验结果并记录。

2. 结果的判断和过敏反应的处理

同青霉素过敏试验及过敏反应的处理。

五、碘剂过敏试验

临床上常用碘化物造影剂作肾脏、胆囊等脏器造影,此类药物也可发生过敏反应,凡首次用药者应在碘造影前 1~2 天做过敏试验,结果为阴性时方可做碘造影检查。

1. 过敏试验方法

(1)口服法:口服 5%~10% 碘化钾 5 mL,每日 3 次,共 3 天,观察结果。

(2)皮内注射法:皮内注射碘造影剂 0.1 mL,20 分钟后观察结果。

(3)静脉注射法:静脉注射碘造影剂(30%泛影葡胺)1 mL,5~10 分钟后观察结果。

在静脉注射造影剂前,必须先作皮内注射,然后于静脉注射,结果阴性时方可进行碘剂造影。

2. 结果判断

(1)口服法:有口麻、头晕、心慌、恶心呕吐、流泪、流涕、荨麻疹等症状为阳性。

(2)皮内注射法:局部有红肿、硬块,直径超过 1 cm 为阳性。

(3)静脉注射法:有血压、脉搏、呼吸及面色等改变为阳性。

有少数病人虽过敏试验阴性,但在注射碘造影剂时也会发生过敏反应,故造影时仍需备好急救药品。过敏反应的处理同青霉素过敏反应的处理。

六、链霉素过敏试验及过敏反应的处理

链霉素主要对革兰阴性细菌及结核杆菌有较强的抗菌作用。因链霉素本身具有毒性作用,主要损害第八对脑神经,还可导致皮疹、发热、荨麻疹、血管性水肿等过敏反应。过敏性休克发生率虽较青霉素低,但死亡率很高,故使用链霉素时,应做皮肤过敏试验。

(一)链霉素过敏试验法

试验用物准备除链霉素制剂、10%葡萄糖酸钙或5%氯化钙外,其他用物同青霉素过敏试验法。

1.试验液的配制

以每毫升试验液含链霉素2500 U为标准配制(表2-7)。

表2-7 链霉素皮肤试验液的配制

链霉素	加0.9%氯化钠溶液/mL	每mL药液链霉素含量(U/mL)	要点与说明
100万U	3.5 mL	25万	●用5 mL注射器,6~7号针头
0.1 mL上液	0.9	2.5万	●换用1 mL注射器
0.1 mL上液	0.9	2500	●每次配制时均需将溶液摇匀,配制;完毕换接 $4\frac{1}{2}$ 号针头,妥善放置

2.试验方法

取上述皮试药液0.1 mL(含链霉素250 U)作皮内注射,注射后观察20分

钟,20 分钟后判断皮试结果,其结果判断标准与青霉素相同。

(二)链霉素过敏反应的临床表现及处理

链霉素过敏反应的临床表现与青霉素过敏反应大致相同。轻者表现为发热、皮疹、荨麻疹,重者可致过敏性休克。一旦发生过敏性休克,其救治措施与青霉素过敏性休克基本相同。

链霉素的毒性反应比过敏反应更常见、更严重,可出现全身麻木、抽搐、肌肉无力、眩晕、耳鸣、耳聋等症状。病人若有抽搐,可用 10%葡萄糖酸钙或 5%氯化钙,静脉缓慢推注,小儿酌情减量;病人若有肌肉无力、呼吸困难,宜用新斯的明皮下注射或静脉注射。

第六节　局部给药

除了前面介绍的主要给药途径以外,根据各专科特殊治疗需要,还可采用以下一些局部用药的方法。

一、滴药法

滴药法包括滴眼药法、滴耳药法和滴鼻药法三种局部用药法。

二、插入法

常用药物为栓剂,包括直肠栓剂和阴道栓剂。栓剂是药物与适宜基质制成的供腔道给药的固体制剂。其熔点为 37 ℃左右,插入体腔后缓慢融化而产生药效。

(一)直肠栓剂插入法

【目的】

1. 直肠插入甘油栓,软化粪便,以利排出。

2. 栓剂中有效成分被直肠黏膜吸收,而达到全身治疗作用,如解热镇痛栓剂。

【操作前准备】

1. 评估病人并解释

(1)评估:病人的病情、用药的目的、自理能力,以及对用药计划的了解、认识和合作程度。

(2)解释:向病人及家属解释用药目的和用药后需平卧的时间。

2. 病人准备

了解用药目的,掌握放松和配合的方法。

3. 环境准备

需要时用屏风或围帘遮挡病人。

4. 护士准备

衣帽整齐,修剪指甲,洗手,戴口罩。

5. 用物准备

直肠栓剂,指套或手套,卫生纸。

【操作步骤】

操作步骤	要点与说明
1.核对　携用物至病人床旁,核对病人床号、姓名、腕带	●认真执行"三查七对"制度 ●确认病人
2.摆体位　协助病人取侧卧位,膝部弯曲,暴露肛门	
3.戴套　戴上指套或手套	●避免污染手指
4.嘱病人放松　让病人张口深呼吸,尽量放松	●使肛门括约肌松弛
5.插入栓剂　将栓剂插入肛门,并用示指将栓剂沿直肠壁朝脐部方向送入6~7 cm(图2-27)	●必须插至肛门内括约肌以上,并确定栓剂靠在直肠黏膜上;若插入粪块,则不起作用
6.保持侧卧位置　入栓剂后,保持侧卧位15分钟,若栓剂滑脱出肛门外,应予重新插入	●防止栓剂滑脱或融化后渗出肛门外 ●确保用药效果
7.操作后处理	
(1)协助病人穿裤子,取舒适体位,整理床单位和用物	●不能下床者,将便器、卫生纸、呼叫器放于病人易取处 ●注意观察药物疗效
(2)清理用物	
(3)洗手,记录	●记录插入栓剂的时间、栓剂名称、剂量、病人反应等

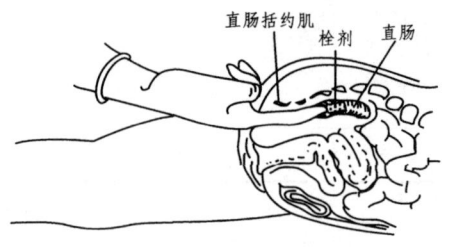

图 2-27　直肠栓剂插入法

【注意事项】

1. 严格执行查对工作。
2. 注意保护病人隐私部位。
3. 指导病人放松以及配合的方法,采取提高用药效果的措施。

【健康教育】

教会病人自行操作的方法,说明在置入药物后至少平卧 15 分钟的目的。

(二)阴道栓剂插入法

【目的】

自阴道插入栓剂,以起到局部治疗的作用,如插入消炎、抗菌药物治疗阴道炎。

【操作前准备】

1. 评估病人并解释

(1)评估:①病人的病情;②对用药计划的了解;③对隐私部位用药的接受程度和配合治疗情况;④用药的自理能力。

(2)解释:向病人及家属解释用药目的和用药后需平卧的时间。

2. 病人准备

了解用药目的,掌握放松和配合的方法。

3. 环境准备

需要时用屏风或围帘遮挡病人。

4. 护士准备

衣帽整齐,修剪指甲,洗手,戴口罩。

5. 用物准备

阴道栓剂、栓剂置入器或手套、卫生棉垫。

【操作步骤】

操作步骤	要点与说明
1. 核对　携用物至病人床旁,核对病人床号、姓名、腕带	●认真执行"三查七对"制度 ●确认病人
2. 摆体位　协助病人取屈膝仰卧位,双腿分开,暴露会阴部	
3. 铺单、巾　铺橡胶单及治疗巾于会阴下	
4. 戴套取栓　一手戴上指套或手套取出栓剂	●避免污染手指
5. 嘱病人放松　嘱病人张口深呼吸,尽量放松	

续 表

操作步骤	要点与说明
6.置栓 利用置入器或戴上手套将栓剂沿阴道下后方轻轻送入 5 cm,达阴道穹隆(图 2-28)	●必须确定阴道口后才能置药,避免误入尿道 ●成年女性阴道长约 10 cm,故必须置入 5 cm 以上深度,以防滑出 ●如病人愿意自行操作,可教其方法,以便自行操作
7.保持平卧位 嘱咐病人至少平卧 15 分钟,以利药物扩散至整个阴道组织,利于药物吸收	●确保用药效果
8.操作后处理	
(1)取出治疗巾及橡胶单,为避免药物或阴道渗出物弄污内裤,可使用卫生棉垫	
(2)协助病人取舒适卧位,整理床单位及用物	
(3)洗手,记录	●记录插入栓剂的时间、栓剂名称、剂量、病人反应等

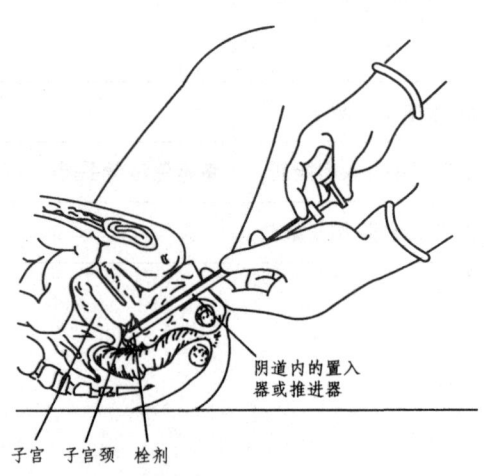

图 2-28 阴道栓剂插入法

【注意事项】

1. 严格执行查对工作。

2. 注意保护病人隐私部位。

3. 准确判断阴道口,必须置入足够深度。

4. 做好提高用药效果的措施。

【健康教育】

嘱病人在置入药物后,至少平卧 15 分钟,并指导病人在治疗期间避免性生活,同时教会病人自行操作的方法。

三、皮肤给药

皮肤给药是将药物直接涂于皮肤,以起到局部治疗的作用。皮肤用药有溶液、油膏、粉剂、糊剂等多种剂型。

【操作前准备】

1. 评估病人并解释

(1) 评估:①病人的病情、自理能力;②局部皮肤情况;③对局部用药计划的了解、认识和合作程度。

(2) 解释:向病人及家属解释用药目的和相应剂型用药的注意点。

2. 病人准备

了解用药目的和注意事项,清洁局部皮肤。

3. 环境准备

需要时用屏风或围帘遮挡病人。

4. 护士准备

衣帽整齐,修剪指甲,洗手,戴口罩。

5. 用物准备

皮肤用药、棉签、弯盘,需要时备清洁皮肤用物。

【操作步骤】

1. 涂搽药物前先用温水与中性肥皂清洁皮肤,如有皮炎则仅用清水清洁。

2. 根据药物剂型的不同,采用相应的护理方法。

(1)溶液剂:一般为非挥发性药物的水溶液,如3%硼酸溶液、依沙吖啶溶液,有清洁、收敛、消炎等作用。主要用于急性皮炎伴有大量渗液或脓液者。方法如下:用塑料布或橡胶单垫于患处下面,用钳子夹持沾湿药液的棉球洗抹患处,至清洁后用干棉球抹干。亦可用湿敷法给药。

(2)糊剂:为含有多量粉末的半固体制剂,如氧化锌糊、甲紫糊等,有保护受损皮肤、吸收渗液和消炎等作用。适用于亚急性皮炎,有少量渗液或轻度糜烂者。用法:用棉签将药糊直接涂于患处,药糊不宜涂得太厚,亦可将糊剂涂在纱布上,然后贴在受损皮肤处,外加包扎。

(3)软膏:为药物与适宜基质制成有适当稠度的膏状制剂,如硼酸软膏、硫酸软膏等。具有保护、润滑和软化痂皮等作用。一般用于慢性增厚性皮损。方法:用搽药棒或棉签将软膏涂于患处,不必过厚,如为角化过度的皮损,应略加摩擦,除用于溃疡或大片糜烂受损皮肤外,一般不需包扎。

(4)乳膏剂:药物与乳剂型基质制成的软膏。分霜剂如樟脑霜和脂剂如尿素脂两种,具有止痒、保护、消除轻度炎症的作用。方法:用棉签将乳膏剂涂于患处,禁用于渗出较多的急性皮炎。

(5)酊剂和醑剂:不挥发性药物的乙醇溶液为酊剂,如碘酊;挥发性药物的乙醇溶液为醑剂,如樟脑醑。两者均具有杀菌、消毒、止痒等作用。适用于慢性皮炎苔藓样变。方法：用棉签蘸药涂于患处，注意因药物有刺激性，不宜用于有糜烂面的急性皮炎，黏膜以及眼、口的周围。

（6）粉剂：为一种或数种药物的极细粉均匀混合制成的干燥粉末样制剂，如滑石粉、痱子粉等。能起干燥，保护皮肤的作用。适用于急性或亚急性皮炎而无糜烂渗液的受损皮肤。方法：将药粉均匀地扑撒在受损皮肤处。注意粉剂多次应用后常有粉块形成，可用生理盐水湿润后除去。注意观察用药后局部皮肤反应并了解病人主观感觉（如痒感是否减轻或消除），动态地评价用药效果。

【注意事项】

1. 观察用药后局部皮肤反应情况，尤其注意对小儿和老年病人的观察。
2. 了解病人对局部用药处的主观感觉，并有针对性地做好解释工作。
3. 动态地评价用药效果，并实施提高用药效果的措施。

【健康教育】

说明用药的目的，在了解病人对用药顾虑的基础上进行有针对性的解释，强调相应剂型用药的注意点。

四、舌下用药

药物通过舌下口腔黏膜丰富的毛细血管吸收，可避免胃肠刺激、吸收不全和首过消除作用，而且生效快。如目前常用的硝酸甘油剂，舌下含服一般2~5分钟即可发挥作用，用药后病人心前区压迫感或疼痛感可减轻或消除。

指导病人此类药物应放在舌下，让其自然溶解吸收，不可嚼碎吞下，否则会影响药效。

第三章 静脉输液与输血

静脉输液与输血是临床上用于纠正人体水、电解质及酸碱平衡失调,恢复内环境稳定并维持机体正常生理功能的重要治疗措施。正常情况下,人体内水、电解质、酸碱度均保持在恒定的范围内,以维持机体内环境的相对平衡状态,保证机体正常的生理功能。但在疾病和创伤时,水、电解质及酸碱平衡会发生紊乱。通过静脉输液与输血,可以迅速、有效地补充机体丧失的体液和电解质,增加血容量,改善微循环,维持血压。此外,通过静脉输注药物,还可以达到治疗疾病的目的。因此,护士必须熟练掌握有关输液、输血的理论知识和操作技能,以便在治疗疾病、保证病人安全和挽救病人生命过程中发挥积极、有效的作用。

第一节 静脉输液

静脉输液是将大量无菌溶液或药物直接输入静脉的治疗方法。对于静脉输液,护士的主要职责是遵医嘱建立静脉通道、监测输液过程以及输液完毕的处理。同时,还要了解治疗目的、输入药物的种类和作用、预期效果、可能发生的不良反应及处理方法。

一、静脉输液的原理及目的

(一)静脉输液的原理

静脉输液是利用大气压和液体静压形成的输液系统内压高于人体静脉压

的原理将液体输入静脉内。

(二)静脉输液的目的

1. 补充水分及电解质,预防和纠正水、电解质及酸碱平衡紊乱。常用于各种原因引起的脱水、酸碱平衡失调病人,如腹泻、剧烈呕吐、大手术后的病人。

2. 增加循环血量,改善微循环,维持血压及微循环灌注量。常用于严重烧伤、大出血、休克等病人。

3. 供给营养物质,促进组织修复,增加体重,维持正氮平衡。常用于慢性消耗性疾病、胃肠道吸收障碍及不能经口进食(如昏迷、口腔疾病)的病人。

4. 输入药物,治疗疾病。如输入抗生素控制感染;输入解毒药物达到解毒作用;输入脱水剂降低颅内压等。

二、静脉输液的常用溶液及作用

(一)晶体溶液

晶体溶液分子量小,在血管内存留时间短,对维持细胞内外水分的相对平衡具有重要作用,可有效纠正体液及电解质平衡失调。常用的晶体溶液包括:

1. 葡萄糖溶液

用于补充水分及热量,减少蛋白质消耗,防止酮体产生,促进钠(钾)离子进入细胞内。每克葡萄糖在体内氧化可产生 16.480 J(4 cal)的热量。葡萄糖进入人体后,迅速分解,一般不产生高渗作用,也不引起利尿作用。临床常用的葡萄糖溶液有葡萄糖溶液和10%葡萄糖溶液。

2. 等渗电解质溶液

用于补充水分和电解质,维持体液和渗透压平衡。体液丢失时往往伴有电解质的紊乱,血浆容量与血液中钠离子水平密切相关,缺钠时,血容量往往也降低。因此,补充液体时应兼顾水与电解质的平衡。常用的等渗电解质溶液包括0.9%氯化钠溶液、复方氯化钠溶液(林格氏等渗溶液)和5%葡萄糖氯化钠溶液。

3. 碱性溶液

用于纠正酸中毒,调节酸碱平衡失调。常用的碱性溶液包括:

(1)碳酸氢钠($NaHCO_3$)溶液:$NaHCO_3$ 进入人体后,解离成钠离子和碳酸氢根离子,碳酸氢根离子可以和体液中剩余的氢离子结合生成碳酸,最终以二氧化碳和水的形式排出体外。此外,$NaHCO_3$ 还可以直接提升血中二氧化碳结合力。其优点是补碱迅速,且不易加重乳酸血症。但需注意的是,$NaHCO_3$ 在中和酸以后生成的碳酸(H_2CO_3)必须以二氧化碳(CO_2)的形式经肺呼出,因此对呼吸功能不全的病人,此溶液的使用受到限制。临床常用的碳酸氢钠溶液的浓度有5%和1.4%两种。

(2)乳酸钠溶液:乳酸钠进入人体后,可解离为钠离子和乳酸根离子,钠离子在血中与碳酸氢根离子结合形成碳酸氢钠。乳酸根离子可与氢离子生成乳酸。但值得注意的是,某些情况下,如休克、肝功能不全、缺氧、右心衰竭病人或新生儿,对乳酸的利用能力相对较差,易加重乳酸血症,故不宜使用。临床上常用的乳酸钠溶液的浓度有11.2%和1.84%两种。

4. 高渗溶液

用于利尿脱水,可以在短时间内提高血浆渗透压,回收组织水分进入血管,消除水肿,同时可以降低颅内压,改善中枢神经系统的功能。临床上常用的高渗溶液有20%甘露醇、25%山梨醇和25%~50%葡萄糖溶液。

(二)胶体溶液

胶体溶液分子量大,其溶液在血管内存留时间长,能有效维持血浆胶体渗透压,增加血容量,改善微循环,提高血压。临床上常用的胶体溶液包括:

1. 右旋糖酐溶液

为水溶性多糖类高分子聚合物。常用溶液有中分子右旋糖酐和低分子右旋糖酐两种。中分子右旋糖酐(平均相对分子量为 7.5 万左右)有提高血浆胶体渗透压和扩充血容量的作用;低分子右旋糖酐(平均相对分子量为 4 万左右)的主要作用是降低血液黏稠度,减少红细胞聚集,改善血液循环和组织灌注量,防止血栓形成。

2. 代血浆

作用与低分子右旋糖酐相似,其扩容效果良好,输入后可使循环血量和心输出量显著增加,在体内停留时间较右旋糖酐长,且过敏反应少,急性大出血时可与全血共用。常用的代血浆有羟乙基淀粉(706 代血浆)、明胶多肽注射液、聚乙烯吡咯酮等。

3. 血液制品

输入后能提高胶体渗透压,扩大和增加循环血容量,补充蛋白质和抗体,有助于组织修复和提高机体免疫力。常用的血液制品有 5% 白蛋白和血浆蛋白等。

(三)静脉高营养液

高营养液能提供热量,补充蛋白质,维持正氮平衡,并补充各种维生素和矿物质。主要成分包括氨基酸、脂肪酸、维生素、矿物质、高浓度葡萄糖或右旋糖酐以及水分。凡是营养摄入不足或不能经消化道供给营养的病人均可使用静脉插管输注高营养溶液的方法来维持营养的供给。常用的高营养液包括复方氨基酸、脂肪乳等。

输入溶液的种类和量应根据病人体内水、电解质及酸碱平衡紊乱的程度来确定,通常遵循"先晶后胶""先盐后糖""宁酸勿碱"的原则。在给病人补钾过程中,应遵循"四不宜"原则,即:不宜过浓(浓度不超过 40 mmol/L);不宜过快

(不超过20~40 mmol/h);不宜过多(限制补钾总量:依据血清钾水平,补钾量为60~80 mmol/d,以每克氯化钾相当于13.4 mmol钾计算,约需补充氯化钾4.5~6 g/d);不宜过早(见尿后补钾:一般尿量超过40 mL/h或500 mL/d方可补钾)。输液过程中应严格掌握输液速度,随时观察病人的反应,并根据病人的病情变化及时做出相应的调整。

三、常用输液部位

输液时应根据病人的年龄、神志、体位、病情状况、病程长短、溶液种类、输液时间、静脉情况或即将进行的手术部位等情况来选择穿刺的部位。常用的输液部位包括:

1. 周围浅静脉

周围浅静脉是指分布于皮下的肢体末端的静脉。上肢常用的浅静脉有肘正中静脉、头静脉、贵要静脉、手背静脉网。手背静脉网是成年病人输液时的首选部位;肘正中静脉、贵要静脉和头静脉可以用来采集血标本、静脉推注药液或作为经外周中心静脉置管的穿刺部位。

下肢常用的浅静脉有大隐静脉、小隐静脉和足背静脉网,但下肢的浅静脉不作为静脉输液时的首选部位,因为下肢静脉有静脉瓣,容易形成血栓。小儿常用足背静脉,但成人不主张用足背静脉,因其容易引起血栓性静脉炎。

2. 头皮静脉

由于头皮静脉分布较广,互相沟通,交错成网,且表浅易见,不宜滑动,便于固定,因此,常用于小儿的静脉输液。较大的头皮静脉有颞浅静脉、额静脉、枕静脉和耳后静脉。

3. 锁骨下静脉和颈外静脉

常用于中心静脉插管。需要长期持续输液或需要静脉高营养的病人多选择此部位。将导管从锁骨下静脉或颈外静脉插入,远端留置在右心室上方的上腔静脉。

护士在为病人进行静脉输液前要认真选择合适的穿刺部位。在选择穿刺部位时要注意以下几个问题：第一，因为老年人和儿童的血管脆性较大，应尽量避开易活动或凸起的静脉，如手背静脉。第二，穿刺部位应避开皮肤表面有感染、渗出的部位，以免将皮肤表面的细菌带入血管。第三，禁止使用血管透析的端口或瘘管的端口进行输液。第四，如果病人需要长期输液，应注意有计划地更换输液部位，以保护静脉。通常静脉输液部位的选择应从远心端静脉开始，逐渐向近心端使用。

四、常用静脉输液法

按照输入的液体是否与大气相通，可以将静脉输液法划分为密闭式静脉输液法和开放式静脉输液法；按照进入血管通道器材所到达的位置，又可将静脉输液法划分为周围静脉输液法和中心静脉输液法。

开放性静脉输液法是将溶液倒入开放式输液器吊瓶内进行输液的方法。此方法的优点是能灵活更换液体种类及数量，并可随时添加药物。然而由于采用开放式静脉输液法时药液易被污染，故目前临床上较少应用。

密闭式静脉输液法是将无菌输液器插入原装密闭输液瓶(或袋)中进行输液的方法，因污染机会少，故目前临床广泛应用。

(一)密闭式周围静脉输液法

【目的】

同"静脉输液的目的"。

1. 评估病人并解释

(1)评估：病人的年龄、病情、意识状态及营养状况等；心理状态及配合程度;穿刺部位的皮肤、血管状况及肢体活动度。

(2)解释:向病人及家属解释输液的目的、方法、注意事项及配合要点。

2. 病人准备

(1)了解静脉输液的目的、方法、注意事项及配合要点。

(2)输液前排尿或排便。

(3)取舒适卧位。

3. 环境准备

整洁、安静、舒适、安全。

4. 护士准备

衣帽整洁,修剪指甲,洗手,戴口罩。

5. 用物准备

(1)治疗车上层:注射盘用物一套、弯盘、液体及药物(按医嘱准备)、加药用注射器及针头、止血带、胶布(或输液敷贴)、静脉小垫枕、一次性治疗巾、瓶套、砂轮、开瓶器、输液器一套、输液贴、输液卡、输液记录单、手消毒液。静脉留置针输液法需另备静脉留置针一套、封管液(无菌生理盐水或稀释肝素溶液)。

(2)治疗车下层:锐器收集盒、生活垃圾桶、医用垃圾桶。

(3)其他:输液架,必要时备小夹板、棉垫及绷带、输液泵。

【操作步骤】

步骤	要点与说明
▲头皮针静脉输液法	
1. 核对并检查药物	

续 表

步骤	要点与说明
(1)核对药液瓶签(药名、浓度、剂量)及给药时间和给药方法	●操作前查对:根据医嘱严格执行查对制度,避免差错事故发生
(2)检查药液的质量	●检查药液是否过期,瓶盖有无松动,瓶身有无裂痕。将输液瓶上下摇动,对光检查药液有无浑浊、沉淀及絮状物等
2. 加药	
(1)套上瓶套	
(2)用开瓶器启开输液瓶铝盖的中心部分,常规消毒瓶塞	●消毒范围至铝盖下端瓶颈部 ●若为袋状液体,则取下袋口处的"拉环",并常规消毒。
(3)按医嘱加入药物	●加入的药物应合理分配,并注意药物之间的配伍禁忌
(4)根据病情需要有计划地安排输液顺序	
3. 填写、粘贴输液贴 根据医嘱(输液卡上的内容)填写输液贴,并将填好的输液贴倒贴于输液瓶上	●注意输液贴勿覆盖原有的标签 ●若是机打的输液贴,应进行核对
4. 插输液器 检查输液器质量,无问题后取出输液器,将输液器的插头插入瓶塞直至插头根部,关闭调节器	●检查输液器是否过期,包装有无破损 ●插入时注意保持无菌
5. 核对病人 携用物至病人床旁,核对病人床号、姓名、腕带。再次洗手	●操作前查对:保证将正确的药物给予正确的病人,避免差错事故的发生
6. 排气	

续 表

步骤	要点与说明
(1)将输液瓶挂于输液架上	●高度适中,保证液体压力超过静脉压,以促使液体进入静脉
(2)倒置茂菲滴管,使输液瓶内的液体流出。当茂菲管内的液面达到滴管的1/2~2/3满时,迅速转正滴管,打开调节器,使液平面缓慢下降,直至排尽导管和针头内的空气(图14-1)	●输液前排尽输液管及针头内的气体,防止发生空气栓塞 ●如茂菲滴管下端的输液管内有小气泡不易排除时,可以轻弹输液管,将气泡弹至茂菲滴管内
(3)将输液管末端放入输液器包装袋内,置于治疗盘中	●保证输液装置无菌
7.选择穿刺部位 将静脉小垫枕置于穿刺肢体下,铺治疗巾,在穿刺点上方6~8 cm处扎止血带,选择穿刺血管,松开止血带	●根据选择静脉的原则选择穿刺部位 ●注意使止血带的尾端向上 ●止血带的松紧度以能阻断静脉血流而不阻断动脉血流为宜 ●如果静脉充盈不良,可以采取下列方法:按摩血管;嘱病人反复进行握、松拳几次;用手指轻拍血管等
8.消毒皮肤 按常规消毒穿刺部位的皮肤,消毒范围大于5 cm,待干,备胶布	●保证穿刺点及周围皮肤的无菌状态,防止感染
9.二次核对 核对病人床号、姓名、腕带,所用药液的药名、浓度、剂量及给药时间和给药方法	●操作中查对:避免差错事故的发生
10.静脉穿刺	
(1)再次扎止血带	
(2)嘱病人握拳	●使静脉充盈

续　表

步骤	要点与说明
(3)再次排气	●确保穿刺前滴管下端输液管内无气泡 ●注意排液于弯盘内
(4)穿刺:取下护针帽,按静脉注射法穿刺。见回血后,将针头与皮肤平行再进入少许	●沿静脉走行进针,防止刺破血管 ●见回血后再进针少许可以使针头斜面全部进入血管内
11.固定　用右手拇指固定好针柄,松开止血带,嘱病人松拳,打开调节器。待液体滴入通畅、病人无不舒适后,用输液敷贴(或胶布)固定针柄,固定针眼部位,最后将针头附近的输液管环绕后固定(图14-2)。必要时用夹板固定关节	●固定可防止由于病人活动导致针头刺破血管或滑出血管外 ●覆盖穿刺部位以防污染 ●将输液管环绕后固定可以防止牵拉输液针头
12.调节滴速　根据病人年龄、病情及药液的性质调节输液滴速	●通常情况下,成人40~60 gtt/min,儿童20~40 gtt/min ●目前临床常用的输液器的点滴系数是20,因此,成人输液滴数应为55~80gtt/min
13.再次核对　核对病人的床号、姓名、腕带,药物名称、浓度、剂量,给药时间和给药方法	●操作后查对:避免差错事故的发生
14.操作后处理	
(1)安置卧位:撤去治疗巾,取出止血带和小垫枕,协助病人取舒适卧位	
(2)将呼叫器放于病人易取处	
(3)整理用物,洗手	

续 表

步骤	要点与说明
(4)记录	●在输液记录单上记录输液开始的时间、滴入药液的种类、滴速、病人的全身及局部状况,并签全名
15.更换液体 如果多瓶液体连续输入,则在第一瓶液体输尽前开始准备第二瓶液体	●持续输液应及时更换输液瓶,以防空气进入导致空气栓塞
(1)核对第二瓶液体,确保无误	●更换输液瓶时,注意严格无菌操作,防止污染
(2)除去第二瓶液体铝盖中心部分,常规消毒	●若为袋状液体,则取下袋口处的"拉环",并常规消毒
(3)确认滴管中的高度至少1/2满,拔出第一瓶内输液插头,迅速插入第二瓶内	●对需要24小时持续输液者,应每日更换输液器。更换时应严格无菌操作
(4)检查滴管液面高度是否合适、输液管中有无气泡,待点滴通畅后方可离去	
16.输液完毕后的处理	
(1)确认全部液体输入完毕后,关闭输液器,轻揭输液敷贴(或胶布),用无菌干棉签或无菌棉球轻压穿刺点上方,快速拔针,局部按压1~2分钟(至无出血为止)。将头皮针头和输液插头剪至锐器收集盒中	●输液完毕后及时拔针,以防空气进入导致空气栓塞 ●拔针时勿用力按压局部,以免引起疼痛;按压部位应稍靠皮肤穿刺点以压迫静脉进针点,防止皮下出血 ●防止针刺伤
(2)协助病人适当活动穿刺肢体,并协助取舒适卧位	

续 表

步骤	要点与说明
(3)整理床单位,清理用物	
(4)洗手,做好记录	●记录输液结束的时间,液体和药物滴入的总量,病人有无全身和局部反应
▲静脉留置针输液法	●可保护静脉,减少因反复穿刺造成的痛苦和血管损伤,保持静脉通道畅通,利于抢救和治疗。适用于需长期输液、静脉穿刺较困难的病人
1. 同头皮针静脉输液法 1~6	
2. 连接留置针与输液器	
(1)打开静脉留置针及肝素帽或可来福接头外包装	●打开外包装前注意检查有效期及有无破损,针头斜面有无倒钩,导管边缘是否粗糙
(2)手持外包装将肝素帽或可来福接头对接在留置针的侧管上	●连接时注意严格无菌操作
(3)将输液器与肝素帽或可来福接头连接	
3. 排气 打开调节器,将套管针内的气体排于弯盘中,关闭调节器,将留置针放回留置针盒内	
4. 选择穿刺部位 将小垫枕置于穿刺肢体下,铺治疗巾,在穿刺点上方 8~10 cm 处扎止血带	●同"头皮针静脉输液法"步骤 7 的"要点与说明"
5. 消毒皮肤 按常规消毒穿刺部位的皮肤,消毒直径大于 5 cm,待干,备胶布及透明胶布,并在透明胶布上写上日期和时间	●保证穿刺点及周围皮肤的无菌状态,防止感染●标记日期和时间,为更换套管针提供依据

续 表

步骤	要点与说明
6.二次核对 二次核对病人的床号、姓名、腕带,药物名称、浓度、剂量、给药时间和给药方法	●操作中查对:避免差错事故的发生
7.静脉穿刺	
(1)取下瓶旋转松动外套管(转动针芯)(图14-3)	●防止套管与针芯粘连
(2)右手拇指与示指夹住两翼,再次排气于弯盘中	
(3)进针:嘱病人握拳,绷紧皮肤,固定静脉,右手持留置针,在血管的上方,使针头与皮肤呈15°~30°角进针。见回血后压低角度(放平针翼),顺静脉走行再继续进针 0.2 cm	●固定静脉便于穿刺,并可减轻病人的疼痛
(4)送外套管:左手持 Y 接口,右手后撤针芯约 0.5 cm,持针座将针芯与外套管一起送入静脉内	●避免针芯刺破血管 ●确保外套管在静脉内
(5)撤针芯:左手固定两翼,右手迅速将针芯抽出放于锐器收集盒中	●避免将外套管带出 ●将针芯放入锐器收集盒中,防止刺破皮肤
8.固定	
(1)松开止血带,打开调节器,嘱病人松拳	●使静脉恢复通畅
(2)用无菌透明敷贴对留置针管作密闭式固定,用注明置管日期和时间的透明胶布固定三叉接口,再用胶布固定插入肝素帽内的输液器针头及输液管(图3-4)	●固定牢固,避免过松或过紧 ●用无菌透明敷贴是避免穿刺点及周围被污染,而且便于观察穿刺点的情况

续 表

步骤	要点与说明
9.调节滴速　根据病人的年龄、病情及药物性质调节滴速	●同"头皮针静脉输液法"步骤12的"要点与说明"
10.再次核对　核对病人的床号、姓名、腕带、药物名称、浓度、剂量,给药时间和给药方法	●操作后查对:避免差错事故的发生
11.操作后处理	
(1)安置卧位:撤去治疗巾,取出止血带和小垫枕,整理床单位,协助病人取舒适卧位	
(2)将呼叫器放于病人易取处	
(3)整理用物,洗手	
(4)记录	●在输液记录单上记录输液的时间、滴入药液的种类、滴速、病人的全身及局部状况,并签全名
12.封管　输液完毕,需要封管	●封管可以保证静脉输液管道的通畅,并可以将残留的刺激性药液冲入血流,避免刺激局部血管 ●若使用可来福接头,则不需封管(因其能维持正压状态)
(1)拔出输液器针头	●边推注边退针,直至针头完全退出为止,确保正压封管
(2)常规消毒静脉帽的胶塞	

续 表

步骤	要点与说明
(3)用注射器向静脉帽内注入封管液	●常用的封管液有:①无菌生理盐水,每次用5~10 mL,每;隔6~8小时重复冲管一次。②稀释肝素溶液,每毫升生理盐水含肝素10~100U,每次用量2~5 mL
13.再次输液的处理	
(1)常规消毒静脉帽胶塞	●注意无菌操作
(2)将静脉输液针头插入静脉帽内完成输液	
14.输液完毕后的处理	●输液完毕后及时拔针,以防空气进入导致空气栓塞
(1)关闭调节器	
(2)揭开胶布及无菌敷贴	
(3)用无菌干棉签或无菌棉球轻压穿刺点上方,快速拔出套管针,局部按压至无出血为止	●拔针时勿用力按压局部,以免引起疼痛;按压部位应稍靠皮肤穿刺点以压迫静脉进针点,防止皮下出血
(4)将静脉输液针头和输液器插头剪至锐器收集盒中	
(5)协助病人适当活动穿刺肢体,并协助取舒适卧位	
(6)整理床单位,清理用物	
(7)洗手,做好记录	●记录输液结束的时间,液体和药物滴入的总量,病人有无全身和局部反应

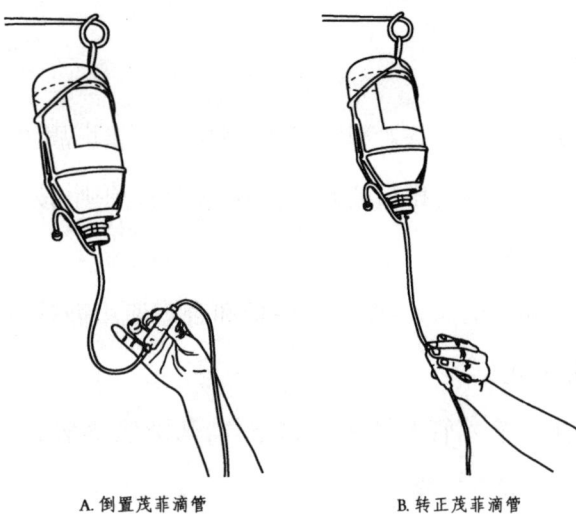

A. 倒置茂菲滴管　　　　B. 转正茂菲滴管

图 3-1　静脉输液排气法

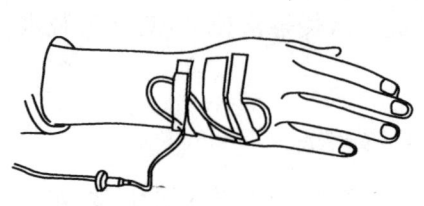

图 3-2　胶布固定法

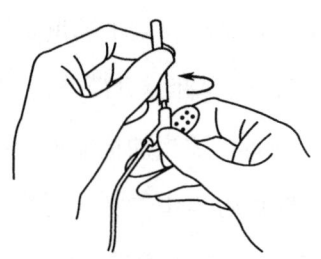

图 3-3　旋转松动外套管

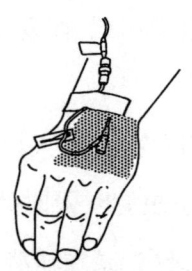

图 3-4　静脉留置针固定法

【注意事项】

1. 严格执行无菌操作及查对制度,预防感染及差错事故的发生。

2. 根据病情需要合理安排输液顺序,并根据治疗原则,按急、缓及药物半衰期等情况合理分配药物。

3. 对需要长期输液的病人,要注意保护和合理使用静脉,一般从远端小静脉开始穿刺(抢救时可例外)。

4. 输液前要排尽输液管及针头内的空气,药液滴尽前要及时更换输液瓶(袋)或拔针,严防造成空气栓塞。

5. 注意药物的配伍禁忌,对于刺激性或特殊药物,应在确认针头已刺入静脉内时再输入。

6. 严格掌握输液的速度。对有心、肺、肾疾病的病人、老年病人、婴幼儿以及输注高渗、含钾或升压药液的病人,要适当减慢输液速度;对严重脱水,心肺功能良好者可适当加快输液速度。

7. 输液过程中要加强巡视,注意观察下列情况:

(1)滴入是否通畅,针头或输液管有无漏液,针头有无脱出、阻塞或移位,输液管有无扭曲、受压。

(2)有无溶液外溢,注射局部有无肿胀或疼痛。有些药物如甘露醇、去甲肾上腺素等外溢后会引起局部组织坏死,如发现上述情况,应立即停止输液并通知医生予以处理。

(3)密切观察病人有无输液反应,如病人出现心悸、畏寒、持续性咳嗽等情况,应立即减慢或停止输液,并通知医生,及时处理。

每次观察巡视后,应做好记录(记录在输液巡视卡或护理记录单上)。

8. 若采用静脉留置针输液法,要严格掌握留置时间。一般静脉留置针可以保留3~5天,最好不要超过7天。严格按照产品说明执行。

【健康教育】

1. 向病人说明年龄、病情及药物性质是决定输液速度的主要因素,嘱病人不可自行随意调节输液滴速以免发生意外。

2. 向病人介绍常见输液反应的症状及防治方法,告知病人一旦出现输液反应的表现,应及时使用呼叫器。

3. 对于需要长期输液的病人,护士应做好病人的心理护理,消除其焦虑和厌烦情绪。

(二)密闭式中心静脉输液法

密闭式中心静脉输液法包括颈外静脉穿刺置管输液法、锁骨下静脉穿刺置管输液法及外周静脉置入中心静脉导管(peripherally inserted central venous catheters,PICC)输液法。临床上,前两种密闭式中心静脉输液法的操作多由医生完成,护士的主要职责是术中配合以及插管后的输液及护理,而PICC的操作多由临床专科护士完成。

五、输液速度及时间的计算

在输液过程中,每毫升溶液的滴数称为该输液器的点滴系数(gtt/mL)。目前常用静脉输液器的点滴系数有10、15、20三种。静脉点滴的速度和时间可按下列公式计算。

1. 已知每分钟滴数与输液总量,计算输液所需用的时间

$$输液时间(小时) = \frac{液体总量(mL) \times 点滴系数}{每分钟滴数 \times 60(分钟)}$$

例如:病人需输入2000 mL液体,每分钟滴数为滴,所用输液器的点滴系数为1S,请问需用多长时间输完?

$$输液时间(小时) = \frac{2000 \times 15}{50 \times 60} = 10 \text{ 小时}$$

2. 已知输入液体总量与计划所用的输液时间,计算每分钟滴数

$$每分钟滴数 = \frac{液体总量(mL) \times 点滴系数}{输液时间(分钟)}$$

例如:某病人需输液体 1500 mL,计划 10 小时输完。已知所用输液器的点滴系数为 20,求每分钟滴数。

$$每分钟滴数 = \frac{1500 \times 20}{10 \times 60} = 50 \text{ 滴}$$

六、常见输液故障及排除方法

(一)溶液不滴

1. 针头滑出血管外

液体注入皮下组织,可见局部肿胀并有疼痛。处理:将针头拔出,另选血管重新穿刺。

2. 针头斜面紧贴血管壁

妨碍液体顺利滴入血管。处理:调整针头位置或适当变换肢体位置,直到点滴通畅为止。

3. 针头阻塞

一手捏住滴管下端输液管,另一手轻轻挤压靠近针头端的输液管,若感觉有阻力,松手又无回血,则表示针头可能已阻塞。处理:更换针头,重新选择静脉穿刺。切忌强行挤压导管或用溶液冲注针头,以免凝血块进入静脉造成栓塞。

4.压力过低

由于输液瓶(袋)位置过低或病人肢体抬举过高或病人周围循环不良所致。处理:适当抬高输液瓶(袋)或放低肢体位置。

5.静脉痉挛

由于穿刺肢体暴露在冷的环境中时间过长或输入的液体温度过低所致。处理:局部进行热敷以缓解痉挛。

(二)茂菲滴管液面过高

当茂菲滴管液面过高时,可以将输液瓶(袋)从输液架上取下,倾斜液体面,使输液管插入瓶(袋)内的针头露出液面上。必要时,可用手挤压输液管上端,瓶(袋)内空气即进入输液管内,使液体缓缓流下,直至露出液面,再挂于输液架上,继续进行输液。

(三)茂菲滴管内液面过低

当茂菲滴管内液面过低时,可用左手捏紧茂菲滴管下端的输液管,右手轻轻挤压茂菲滴管上端的输液管,待液体进入茂菲滴管内后,松开左手即可。

(四)输液过程中,茂菲滴管内液面自行下降

输液过程中,如果茂菲滴管内的液面自行下降,应检查滴管上端输液管与滴管的衔接是否松动、滴管有无漏气或裂隙,必要时更换输液器。

七、常见输液反应及护理

(一)发热反应

1. 原因

因输入致热物质引起。多由于用物清洁灭菌不彻底,输入的溶液或药物制品不纯、消毒保存不良,输液器消毒不严或被污染,输液过程中未能严格执行无菌操作所致。

2. 临床表现

多发生于输液后数分钟至 1 小时。病人表现为发冷、寒战、发热。轻者体温在 38 ℃左右,停止输液后数小时内可自行恢复正常;严重者初起寒战,继之高热,体温可达 40 ℃以上,并伴有头痛、恶心、呕吐、脉速等全身症状。

3. 护理

(1)预防:①输液前认真检查药液的质量,输液用具的包装及灭菌日期、有效期;②严格无菌操作。

(2)处理:①发热反应轻者,应立即减慢点滴速度或停止输液,并及时通知医生;②发热反应严重者,应立即停止输液,并保留剩余溶液和输液器,必要时送检验科做细菌培养,以查找发热反应的原因;③对高热病人,应给予物理降温,严密观察生命体征的变化,必要时遵医嘱给予抗过敏药物或激素治疗。

(二)循环负荷过重反应

循环负荷过重反应也称为急性肺水肿。

1. 原因

(1)由于输液速度过快,短时间内输入过多液体,使循环血容量急剧增加,心脏负荷过重引起。

(2)病人原有心肺功能不良,尤多见于急性左心功能不全者。

2. 临床表现

病人突然出现呼吸困难、胸闷、咳嗽、咯粉红色泡沫样痰,严重时痰液可从口、鼻腔涌出。听诊肺部布满湿啰音,心率快且节律不齐。

3. 护理

(1)预防:输液过程中,密切观察病人情况,注意控制输液的速度和输液量,尤其对老年人、儿童及心肺功能不全的病人更需慎重。

(2)处理:①出现上述表现,应立即停止输液并迅速通知医生,进行紧急处理。如果病情允许,可协助病人取端坐位,双腿下垂,以减少下肢静脉回流,减轻心脏负担。同时安慰病人以减轻其紧张心理。②给予高流量氧气吸入,一般氧流量为6~8 L/min,以提高肺泡内压力,减少肺泡内毛细血管渗出液的产生。同时,湿化瓶内加入20%~30%的乙醇溶液,以减低肺泡内泡沫表面的张力,使泡沫破裂消散,改善气体交换,减轻缺氧症状。③遵医嘱给予镇静、平喘、强心、利尿和扩血管药物,以稳定病人紧张情绪,扩张周围血管,加速液体排出,减少回心血量,减轻心脏负荷。④必要时进行四肢轮扎。用橡胶止血带或血压计袖带适当加压四肢以阻断静脉血流,可有效地减少回心血量。但加压时要确保动脉血仍可通过,且须每5~10分钟轮流放一个肢体上的止血带,待症状缓解后,逐渐解除止血带。⑤此外,静脉放血200~300 mL也是一种有效减少回心血量的最直接的方法,但应慎用,贫血者应禁忌采用。

(三)静脉炎

1. 原因

(1)主要原因是长期输注高浓度、刺激性较强的药液,或静脉内放置刺激性较强的塑料导管时间过长,引起局部静脉壁发生化学炎性反应。

(2)也可由于在输液过程中未能严格执行无菌操作,导致局部静脉感染。

2. 临床表现

沿静脉走向出现条索状红线，局部组织发红、肿胀、灼热、疼痛，有时伴有畏寒、发热等全身症状。

3. 护理

(1) 预防：①严格执行无菌技术操作；②对血管壁有刺激性的药物应充分稀释后再应用，适当放慢点滴速度，并防止药液漏出血管外；③有计划地更换输液部位，以保护静脉。

(2) 处理：①停止在此部位静脉输液，并将患肢抬高、制动。局部用50%硫酸镁或95%乙醇溶液行湿热敷，每日2次，每次20分钟。②超短波理疗，每日1次，每次15~20分钟。③中药治疗。将如意金黄散加醋调成糊状，局部外敷，每日2次，具有清热、止痛、消肿的作用。④如合并感染，遵医嘱给予抗生素治疗。

(四) 空气栓塞

1. 原因

(1) 输液导管内空气未排尽；导管连接不紧，有漏气。

(2) 拔出较粗的、近胸腔的深静脉导管后，穿刺点封闭不严密。

(3) 加压输液、输血时无人守护；液体输完未及时更换药液或拔针，均有发生空气栓塞的危险。

进入静脉的空气，随血流(经上腔静脉或下腔静脉)首先被带到右心房，然后进入右心室。如空气量少，则随血液被右心室压入肺动脉并分散到肺小动脉内，最后经毛细血管吸收，因而损害较小。如空气量大，空气进入右心室后阻塞在肺动脉入口，使右心室内的血液(静脉血)不能进入肺动脉，因而从机体组织回流的静脉血不能在肺内进行气体交换(图3-5)，引起机体严重缺氧而死亡。

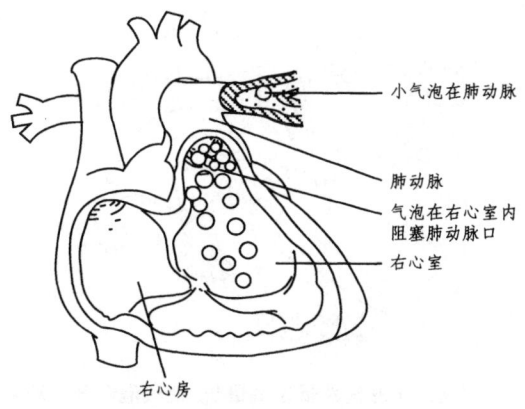

图 3-5　空气在右心室内阻塞肺动脉入口

2. 临床表现

病人感到胸部异常不适或有胸骨后疼痛,随即发生呼吸困难和严重的发绀,并伴有濒死感。听诊心前区可闻及响亮的、持续的"水泡声"。心电图呈现心肌缺血和急性肺心病的改变。

3. 护理

(1)预防:①输液前认真检查输液器的质量,排尽输液导管内的空气。②输液过程中加强巡视,及时添加药液或更换输液瓶。输液完毕及时拔针。加压输液时应安排专人在旁守护。③拔出较粗的、近胸腔的深静脉导管后,必须立即严密封闭穿刺点。

(2)处理:①如出现上述临床表现,应立即将病人置于左侧卧位,并保持头低足高位。该体位有助于气体浮向右心室尖部,避免阻塞肺动脉入口(图3-6)。随着心脏的舒缩,空气被血液打成泡沫,可分次小量进入肺动脉内,最后逐渐被吸收。②给予高流量氧气吸入,以提高病人的血氧浓度,纠正缺氧状态。③有条件时可使用中心静脉导管抽出空气。④严密观察病人病情变化,如有异常及时对症处理。

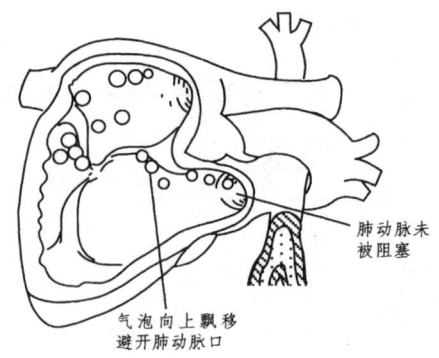

图 3-6　置病人于左侧头低足高卧位,使气泡避开肺动脉入口

八、输液微粒污染

输液微粒是指输入液体中的非代谢性颗粒杂质,其直径一般为 $1\sim15\ \mu m$,少数较大的输液微粒直径可达 $50\sim30\ \mu m$。输入溶液中微粒的多少决定着液体的透明度,因此,可由此判断液体的质量。输液微粒污染是指在输液过程中,将输液微粒带入人体,对人体造成严重危害的过程。

(一)输液微粒的来源

1. 药液生产制作工艺不完善,混入异物与微粒,如水、空气、原材料的污染等。

2. 溶液瓶、橡胶塞不洁净,液体存放时间过长,玻璃瓶内壁和橡胶塞被药液浸泡时间过久,腐蚀剥脱形成输液微粒。

3. 输液器及加药用的注射器不洁净。

4. 输液环境不洁净,切割安瓿,开瓶塞、加药时反复穿刺橡胶塞导致橡胶塞撕裂等,均可导致微粒进入液体内,产生输液微粒污染。

(二)输液微粒污染的危害

输液微粒污染对机体的危害主要取决于微粒的大小、形状、化学性质以及微粒堵塞血管的部位、血流阻断的程度及人体对微粒的反应等。肺、脑、肝及肾脏等是最容易被微粒损害的部位。输液微粒污染对机体的危害包括：

1. 直接阻塞血管，引起局部供血不足，组织缺血、缺氧，甚至坏死。

2. 红细胞聚集在微粒上，形成血栓，引起血管栓塞和静脉炎。

3. 微粒进入肺毛细血管，可引起巨噬细胞增殖，包围微粒形成肺内肉芽肿，影响肺功能。

4. 引起血小板减少症和过敏反应。

5. 微粒刺激组织而产生炎症或形成肿块。

(三)防止和消除微粒污染的措施

1. 制剂生产方面

严把制剂生产过程中的各个环节，如改善车间的环境卫生条件，安装空气净化装置，防止空气中悬浮的尘粒与细菌污染。严格执行制剂生产的操作规程，工作人员要穿工作服、工作鞋、戴口罩，必要时戴手套。选用优质材料，采用先进工艺，提高检验技术，确保药液质量。

2. 输液操作方面

(1)采用密闭式一次性医用输液器以减少污染机会。

(2)输液前认真检查液体的质量，注意其透明度、有效期以及溶液瓶有无裂痕、瓶盖有无松动、瓶签字迹是否清晰等。

(3)净化治疗室空气。有条件者可采用超净工作台进行输液前的配液准备工作或药物的添加。

(4)在通气针头或通气管内放置空气过滤器，防止空气中的微粒进入液体中。

(5)严格执行无菌技术操作，遵守操作规程。药液应现用现配，避免污染。

(6)净化病室内空气。有条件的医院在一般病室内也安装空气净化装置，减少病原微生物和尘埃的数量,创造洁净的输液环境。

九、输液泵的应用

输液泵是机械或电子的输液控制装置,它通过作用于输液导管达到控制输液速度的目的。常用于需要严格控制输液速度和药量的情况,如应用升压药物、抗心律失常药物以及婴幼儿的静脉输液或静脉麻醉时。

(一)输液泵的分类及特点

按输液泵的控制原理,可将输液泵分为活塞型注射泵与蠕动滚压型输液泵两类,后者又可以分为容积控制型(mL/h)和滴数控制型(滴/分)两种。

1. 活塞型注射泵

其特点是输注药液流速平稳、均衡、精确,速率调节幅度为 0.1 mL/h,而且体积小、充电系统好、便于携带,便于急救中使用。多用于危重病人、心血管疾病病人及患儿的治疗和抢救。也应用于注入需避光的或半衰期极短的药物。

2. 蠕动滚压型输液泵

(1)容积控制型输液泵:只测定实际输入的液体量,不受溶液的浓度、黏度及导管内径的影响,输注剂量准确。速率调节幅度为 1 mL/h,速率控制范围为 1~90 mL/h。实际工作中只需选择所需输液的总量及每小时的速率,输液泵便会自动按设定的方式工作,并能自动进行各参数的监控。

(2)滴数控制型输液泵:利用控制输液的滴数调整输入的液体量,可以准确计算滴数,但因滴数的大小受输注溶液的黏度、导管内径的影响,故输入液量不够精确。

(二)输液泵的使用方法

输液泵的种类很多,其主要结构与功能大致相同。现以 JMS-OT-601 型

(图3-7)为例简单介绍输液泵的使用方法。

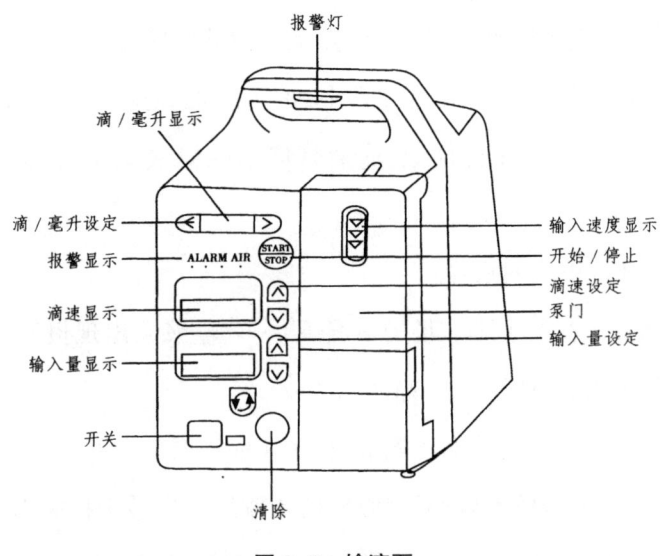

图 3-7 输液泵

1. 将输液泵固定在输液架上。

2. 接通电源,打开电源开关。

3. 按常规排尽输液管内的空气。

4. 打开"泵门",将输液管呈"S"形放置在输液泵的管道槽中,关闭"泵门"。

5. 设定每毫升滴数以及输液量限制。

6. 按常规穿刺静脉后,将输液针与输液泵连接。

7. 确认输液泵设置无误后,按压"开始/停止"键,启动输液。

8. 当输液量接近预先设定的"输液量限制"时,"输液量显示"键闪烁,提示输液结束。

9. 输液结束时,再次按压"开始/停止"键,停止输液。

10. 按压"开关"键,关闭输液泵,打开"泵门",取出输液管。

(三)使用输液泵的注意事项

1.护士应了解输液泵的工作原理,熟练掌握其使用方法。

2.在使用输液泵控制输液的过程中,护士应加强巡视。如输液泵出现报警,应查找可能的原因,如有气泡、输液管堵塞或输液结束等,并给予及时的处理。

3.对病人进行正确的指导:

(1)告知病人,在护士不在场的情况下,一旦输液泵出现报警,应及时打信号灯求助护士,以便及时处理出现的问题。

(2)病人、家属不要随意搬动输液泵,防止输液泵电源线因牵拉而脱落。

(3)病人输液侧肢体不要剧烈活动,防止输液管道被牵拉脱出。

(4)告知病人,输液泵内有蓄电池,病人如需如厕,可以打信号灯请护士帮忙暂时拔掉电源线,返回后再重新插好。

第二节 静脉输血

静脉输血是将全血或成分血如血浆、红细胞、白细胞或血小板等通过静脉输入体内的方法。输血是急救和治疗疾病的重要措施之一,在临床上广泛应用。

近年来,输血理论与技术发展迅速,无论是在血液的保存与管理、血液成分的分离,还是在献血员的检测以及输血器材的改进等方面,都取得了明显的进步,为临床安全、有效、节约用血提供了保障。

一、静脉输血的目的及原则

(一)输血的目的

1. 补充血容量

增加有效循环血量,改善心肌功能和全身血液灌流,提升血压,增加心输出量,促进循环。用于失血、失液引起的血容量减少或休克病人。

2. 纠正贫血

增加血红蛋白含量,促进携氧功能。用于血液系统疾病引起的严重贫血和某些慢性消耗性疾病的病人。

3. 补充血浆蛋白

增加蛋白质,改善营养状态,维持血浆胶体渗透压,减少组织渗出和水肿,保持有效循环血量。用于低蛋白血症以及大出血、大手术的病人。

4. 补充各种凝血因子和血小板

改善凝血功能,有助于止血。用于凝血功能障碍(如血友病)及大出血的病人。

5. 补充抗体、补体等血液成分

增强机体免疫力,提高机体抗感染的能力。用于严重感染的病人。

6. 排除有害物质

一氧化碳、苯酚等化学物质中毒时,血红蛋白失去了运氧能力或不能释放氧气供机体组织利用。为了改善组织器官的缺氧状况,可以通过换血疗法,把不能释放氧气的红细胞换出。溶血性输血反应及重症新生儿溶血病时,也可采用换血治疗。为了排除血浆中的自身抗体,可采用换血浆法。

(二)静脉输血的原则

1. 输血前必须做血型鉴定及交叉配血试验。

2. 无论是输全血还是输成分血,均应选用同型血液输注。但在紧急情况下,如无同型血,可选用 O 型血输给病人。AB 型血的病人除可接受 O 型血外,还可以接受其他异型血型的血(A 型血和 B 型血),但要求直接交叉配血试验阴性(不凝集),而间接交叉试验可以阳性(凝集)。因为输入的量少,输入的血清中的抗体可被受血者体内大量的血浆稀释,而不足以引起受血者的红细胞的凝集,故不出现反应。因此,在这种特殊情况下,必须一次输入少量血,一般最多不超过 400 mL,且要放慢输入速度。

3. 病人如果需要再次输血,则必须重新做交叉配血试验,以排除机体已产生抗体的情况。

二、血液制品的种类

(一)全血

全血指采集的血液未经任何加工而全部保存备用的血液。全血可分为新鲜血和库存血两类。

1. 新鲜血

2~6 ℃保存 5 天内的酸性枸橼酸盐葡萄糖(ACD)全血或保存 10 天内的枸橼酸盐葡萄糖(CPD)全血都可视为新鲜血。适用于血液病病人。

2. 库存血

指在 2~60 ℃环境下保存 2~3 周的全血。库存血虽含有血液的所有成分,但其有效成分随保存时间的延长而发生变化。其中,白细胞、血小板和凝血因子等成分破坏较多。含保存液的血液 pH 为 7.0~7.25,随着保存时间延长,葡萄糖分解,乳酸增高,pH 逐渐下降。此外,由于红、白细胞逐渐破坏,细胞内钾离子外溢,使血浆钾离子浓度升高,酸性增强。因此,大量输注库存血要防止酸中毒和高血钾的发生。库存血适用于各种原因引起的大出血。

(二)成分血

成分血是在一定的条件下,采用特定的方法将全血中一种或多种血液成分分离出而制成的血液制剂与单采成分血的统称。成分血的优点是纯度高、针对性强、效能高、副作用小、可一血多用,是目前临床常用的输血类型。常用的成分血有:

1. 血浆

是全血经分离后所得到的液体部分。主要成分是血浆蛋白,不含血细胞,无凝集原。可用于补充血容量、蛋白质和凝血因子。

(1)新鲜冰冻血浆:全血于采集 6~8 小时内离心分离出血浆后,在 -18 ℃以下的环境下保存,保质期 1 年。适用于血容量及血浆蛋白较低的病人。输注前须在 37 ℃水浴中融化,并于 24 小时内输入,以免纤维蛋白原析出。

(2)冰冻血浆:新鲜冰冻血浆保存超过 1 年后继续保存,或新鲜冰冻血浆分离出冷沉淀层,或超过保质期 5 天以内的全血分离出血浆后保存在 -18 ℃以下的环境下,保质期 4 年,称为冰冻血浆。

2. 红细胞

可增加血液的携氧能力,用于贫血病人、失血多的手术病人,也可用于心功能衰竭的病人补充红细胞,以避免心脏负荷过重。

(1)浓缩红细胞:是新鲜血经离心或沉淀去除血浆后的剩余部分,在 2~6 ℃环境下保存,浓缩血细胞比容通常为 0.65~0.80。适用于携氧功能缺陷和血容量正常的贫血病人。

(2)洗涤红细胞:红细胞经生理盐水洗涤数次后,再加适量生理盐水制成。

可以去除99%血浆、90%白细胞及大部分血小板,2~6 ℃环境下保存时间不超过24小时。适用于器官移植术后病人及免疫性溶血性贫血病人。

(3)去白细胞浓缩红细胞:全血或红细胞经去白细胞过滤器后所得的红细胞,在2~6 ℃环境下保存。适用于因白细胞抗体造成输血发热反应和原因不明的发热反应病人,也可用于骨髓和器官移植、免疫缺乏或免疫抑制性贫血、再生障碍性贫血病人。

(4)悬浮红细胞:提取血浆后的红细胞加入等量红细胞保养液制成,在2~6 ℃环境下保存。适用于战地急救及中小手术者。

3. 白细胞浓缩悬液

新鲜全血离心后取其白膜层的白细胞,于4 ℃环境下保存,48小时内有效。也可将新鲜全血经血细胞分离机单采后制成粒细胞浓缩悬液,20~24 ℃环境下保存,保存期为24小时。用于粒细胞缺乏伴严重感染的病人。

4. 浓缩血小板

全血离心所得,20~24 ℃环境下保存,以普通采血袋盛装的浓缩血小板保存期为24小时,以专用血小板存储袋盛装的可保存5天。用于血小板减少或功能障碍性出血的病人。

(三)其他血液制品

1. 白蛋白制剂

从血浆中提纯而得,能提高机体血浆蛋白及胶体渗透压。白蛋白溶液相当稳定,2~6 ℃环境下保存,有效期为5年,临床上常用10克/瓶和5克/瓶两种,白蛋白浓度为20%~25%。用于治疗由各种原因引起的低蛋白血症的病人,如外伤、肝硬化、肾病及烧伤等。

2. 免疫球蛋白制剂

静注用免疫球蛋白用于免疫抗体缺乏的病人,预防和治疗病毒、细菌感染性疾病等。特异性免疫球蛋白是用相应抗原免疫后,从含有高效价的特异性抗体的血浆中提纯制备的,如抗牛痘、抗风渗、抗破伤风、抗狂犬病、抗乙型肝炎和抗 Rh 免疫球蛋白等。

3. 凝血因子制剂

如冷沉淀凝血因子、因子Ⅷ浓缩剂、因子Ⅸ浓缩剂、凝血酶原复合物、纤维蛋白原、肝素辅因子 AT-Ⅲ等。可有针对性地补充某些凝血因子的缺乏,适用于各种原因引起的凝血因子缺乏的出血性疾病。

三、静脉输血的适应证与禁忌证

(一)静脉输血的适应证

1. 各种原因引起的大出血

为静脉输血的主要适应证。一次出血量<500 mL 时,可由组织间液进入血液循环而得到代偿。失血量在 500~800 mL 时,需要立即输血,一般首选晶体溶液、胶体溶液或少量血浆增量剂输注。失血量>1000 mL 时,应及时补充全血或血液成分。值得注意的是,血或血浆不宜用作扩容剂,晶体溶液结合胶体溶液扩容是治疗失血性休克的主要方案。血容量补足之后,输血的目的是提高血液的携氧能力,此时应首选红细胞制品。

2. 贫血或低蛋白血症

输入全血、浓缩或洗涤红细胞可纠正贫血,血浆、白蛋白液可用于低蛋白血症。

3. 严重感染

输入新鲜血可补充抗体、补体,增强机体抗感染能力。一般采用少量多次输入新鲜血或成分血,切忌使用库存血。

4. 凝血功能障碍

对患有出血性疾病的病人,可输新鲜血或成分血,如血小板、凝血因子、纤维蛋白原等。

(二)静脉输血的禁忌证

静脉输血的禁忌证包括:急性肺水肿、充血性心力衰竭、肺栓塞、恶性高血压、真性红细胞增多症、肾功能极度衰竭及对输血有变态反应者。

四、血型及交叉配血试验

(一)血型与红细胞凝集

血型通常是指红细胞膜上特异性抗原的类型。若将血型不相容的两个人的血液滴加在载玻片上并使之混合,则红细胞可凝集成簇,这个现象称为红细胞凝集。在补体的作用下,凝集的红细胞破裂,发生溶血。当输入与病人血型不相容的血液时,其血管内可发生红细胞凝集和溶血反应,甚至可危及病人的生命。

红细胞凝集的实质是抗原-抗体反应。由于红细胞膜上的特异性抗原(一些特异蛋白质或糖脂)能促使红细胞凝集,在凝血反应中起抗原作用,故又称为凝集原。能与红细胞膜上的凝集原起反应的特异性抗体则称为凝集素。凝集素为$_T$-球蛋白,存在于血浆中。

根据红细胞所含的凝集原不同,可把人的血型分成若干类型。迄今为止,世界上已经发现了 25 个不同的红细胞血型系统,与临床关系最密切的是 ABO 血型系统和 Rh 血型系统。

1. ABO 血型系统

人的红细胞内含有 A、B 两种类型的凝集原,按照红细胞膜上所含凝集原的不同,将人的血液分为 A、B、AB、O 四型。红细胞膜上仅含有 A 凝集原者,为 A 型血;仅含 B 凝集原者,为 B 型血;同时含 A、B 两种凝集原者,为 AB 型血;既不含 A 也不含 B 凝集原者,为 O 型血。不同血型的人的血清中含有不同的抗体,但不会含有与自身红细胞抗原相应的抗体。在 A 型血者的血清中只含有抗 B 抗体(凝集素);B 型血者的血清中只含有抗 A 抗体(凝集素);O 型血者的血清中含有抗 A 和抗 B 两种抗体(凝集素);而 AB 型血者的血清中不含抗体(凝集素),这也是 AB 型血的人可以接受任何血型的血液的原因(表 3-1)。

表 3-1　ABO 血型系统

血型	红细胞膜上的抗原(凝集原)	血清中的抗体(凝集素)
A	A	抗 B
B	B	抗 A
AB	A、B	无
O	无	抗 A、抗 B

血型系统的抗体包括天然抗体和免疫性抗体两类。ABO 血型系统存在天然抗体。新生儿的血液尚无 ABO 血型系统的抗体,出生后 2~8 个月开始产生,8~10 岁时达高峰。天然抗体多属 IgM,分子量大,不能通过胎盘。因此,血型与胎儿血型不合的孕妇,体内的天然 ABO 血型抗体一般不能通过胎盘到达胎儿体内,不会使胎儿的红细胞发生凝集破坏。免疫性抗体是机体接受了自身不存在的红细胞抗原的刺激而产生的。免疫性抗体属于 IgG 抗体,分子量小,能够通过胎盘进入胎儿体内。因此,若母体过去因外源性 A 或 B 抗原进入体内而产生免疫性抗体,则与胎儿 ABO 血型不合的孕妇可因母体内免疫性血型抗体进入胎儿体内而引起胎儿红细胞的破坏,发生新生儿溶血病。

2. Rh 血型系统

（1）Rh 血型系统的抗原与分型：人类红细胞除了含有 A、B 抗原外，还有 C、c、D、d、E、e 六种抗原，称为 Rh 抗原（也称为 Rh 因子）。Rh 抗原只存在于红细胞上。因 D 抗原的抗原性最强，故临床意义最为重要。医学上通常将红细胞膜上含有 D 抗原者称为 Rh 阳性，红细胞膜上缺乏 D 抗原者称为 Rh 阴性。

（2）Rh 血型系统的分布：在我国各族人群中，汉族和其他大部分民族的人 Rh 阳性者约为 99%，Rh 阴性者仅占 1% 左右。在有些民族的人群中，Rh 阴性者较多，如塔塔尔族为 15.8%，苗族为 12.3%，布依族和乌孜别克族为 8.7%。在这些民族居住的地区，Rh 血型的问题应受到特别重视。

（3）Rh 血型的特点及临床意义：与 ABO 血型系统不同，人的血清中不存在抗 Rh 的天然抗体，只有当 Rh 阴性者在接受 Rh 阳性者的血液后，才会通过体液性免疫产生抗 Rh 的免疫性抗体，通常于输血后 2～4 个月血清中抗 Rh 的抗体水平达到高峰。因此，Rh 阴性的受血者在第一次接受 Rh 阳性血液的输血后，一般不产生明显的输血反应，但在第二次或多次再输入 Rh 阳性的血液时，即可发生抗原-抗体反应，输入的红细胞会被破坏而发生溶血。

Rh 血型系统与 ABO 血型系统之间的另一个不同点是抗体的特性。Rh 系统的抗体主要是 IgG，其分子较小，能通过胎盘。当 Rh 阴性的孕妇怀有 Rh 阳性的胎儿时，Rh 阳性胎儿的少量红细胞或 D 抗原可以进入母体，使母体产生免疫性抗体，主要是抗 D 抗体。这种抗体可以透过胎盘进入胎儿的血液，使胎儿的红细胞发生溶血，造成新生儿溶血性贫血，严重时可导致胎儿死亡。由于通常只有在妊娠末期或分娩时才有足量的胎儿红细胞进入母体，而母体血液中的抗体的浓度是缓慢增加的，因此 Rh 阴性的母体怀有第一胎 Rh 阳性的胎儿时，很少出现新生儿溶血的情况；但在第二次妊娠时，母体内的抗 Rh 抗体可进入胎儿体内而引起新生儿溶血。因此，当 Rh 阴性的母亲分娩出 Rh 阳性的婴儿后，必须在分娩后 72 小时内注射抗 Rh 的 γ 蛋白，中和进入母体内的 D 抗原，避免

Rh 阴性的母亲致敏,从而预防第二次妊娠时新生儿溶血的发生。

(二)血型鉴定和交叉配血试验

为了避免输入不相容的红细胞,供血者与受血者之间必须进行血型鉴定和交叉配血试验。血型鉴定主要是鉴定 ABO 血型和 Rh 因子,交叉配血试验是检验其他次要的抗原与其相应抗体的反应情况。

1. 血型鉴定

(1)ABO 血型鉴定:利用红细胞凝集试验,通过正(细胞试验)、反(血清试验)定型可以准确鉴定 ABO 血型。ABO 血型系统正定型是指用定型试剂和被检红细胞反应所鉴定出的 ABO 血型。若被检红细胞在抗 A 血清中发生凝集,而在抗 B 血清中不发生凝集,说明被检血液为 A 型;若被检红细胞在抗 B 血清中发生凝集,而在抗 A 血清中不发生凝集,说明被检血液为 B 型;若被检红细胞在抗 A 血清和抗 B 血清中均凝集,说明被检血液为 AB 型;若被检红细胞在抗 A 血清和抗 B 血清中均不凝集,则被检血液为 O 型(表 3-2)。反定型是指用被检者血清和已知 ABO 血型的试剂红细胞进行反应所鉴定出的 ABO 血型。正、反定型可以相互参照,发现 ABO 亚型的存在。

表 3-2 ABO 血型鉴定

血型	与抗 A 血清的反应(凝集)	抗 B 血清
A	+	-
B	-	+
AB	+	+
O	-	-

(2)Rh 血型鉴定:Rh 血型主要是用抗 D 血清来鉴定。若受检者的红细胞

遇抗 D 血清后发生凝集,则受检者为 Rh 阳性;若受检者的红细胞遇抗 D 血清后不发生凝集,则受检者为 Rh 阴性。

2. 交叉配血试验

为了确保输血安全,输血前除做血型鉴定外,还必须做交叉配血试验,在 ABO 血型系统相同的人之间也不例外。交叉配血试验包括直接交叉配血试验和间接交叉配血试验。

(1)直接交叉配血试验:用受血者血清和供血者红细胞进行配合试验,检查受血者血清中有无破坏供血者红细胞的抗体。检验结果要求绝对不可以有凝集或溶血现象。

(2)间接交叉配血试验:用供血者血清和受血者红细胞进行配合试验,检查供血者血清中有无破坏受血者红细胞的抗体。

如果直接交叉和间接交叉试验结果都没有凝集反应,即交叉配血试验阴性,为配血相合,方可进行输血(表 3-3)。

表 3-3 交叉配血试验

	直接交叉配血试验	间接交叉配血试验
供血者	红细胞	血清
受血者	血清	红细胞

五、静脉输血的方法

(一)输血前的准备

1. 病人知情同意

对于需输血治疗的病人,医生必须先向病人或家属说明输同种异体血的不良反应和经血传播疾病的可能性。病人或家属在充分了解输血的潜在危害后，有拒绝输血的权利。如果同意输血，必须填写"输血治疗同意书"，由病人或家属、医生分别签字后方可施行输血治疗。无家属签字的无自主意识病人的紧急输血，应报医院职能部门或主管领导同意、备案并记入病历。未成年者，可由父母或指定监护人签字。

2. 备血

根据医嘱认真填写输血申请单，并抽取病人静脉血标本 2 mL，将血标本和输血申请单一起送血库作血型鉴定和交叉配血试验。采血时禁止同时采集两个病人的血标本，以免发生混淆。

3. 取血

根据输血医嘱，护士凭取血单到血库取血，和血库人员共同认真查对病人姓名、性别、年龄、住院号、病室/门急诊、床号、血型、血液有效期、配血试验结果以及保存血的外观。核对完毕，护士在取血单上签字后方可提血。

血液自血库取出后，勿剧烈振荡，以免红细胞破坏而引起溶血。库存血不能加温，以免血浆蛋白凝固变性而引起不良反应。如为库存血，需在室温下放置 15~20 分钟后再输入。

4. 输血前核对

输血前，需与另一个护士再次进行核对，确定无误并检查血液无凝块后方可输血。

(二) 输血法

目前临床均采用密闭式输血法，密闭式输血法有间接静脉输血法和直接静脉输血法两种。

【目的】

详见输血的目的。

【操作前准备】

1. 评估病人并解释

(1)评估:①病情、治疗情况(作为合理输血的依据);②血型、输血史及过敏史(作为输血时查对及用药的参考);③心理状态及对输血相关知识的了解程度(为心理护理及健康教育提供依据);④穿刺部位皮肤、血管状况:根据病情、输血量、年龄选择静脉,避开破损、发红、硬结、皮疹等部位的血管。一般采用四肢浅静脉,急症输血时多采用肘部静脉,周围循环衰竭时,可采用颈外静脉或锁骨下静脉。

(2)解释:向病人及家属解释输血的目的、方法、注意事项及配合要点。

2. 病人准备

(1)了解输血的目的、方法、注意事项和配合要点。

(2)排空大小便,取舒适卧位。

3. 环境准备

整洁、安静、舒适、安全。

4. 护士准备

衣帽整洁、修剪指甲、洗手、戴口罩。

5. 用物准备

(1)间接静脉输血法:同密闭式输液法,仅将一次性输液器换为一次性输血器(滴管内有滤网,可去除大的细胞碎屑和纤维蛋白等微粒,而血细胞、血浆等均能通过滤网;静脉穿刺针头为9号针头)。

（2）直接静脉输血法：同静脉注射，另备 50 mL 注射器及针头数个（根据输血量多少而定）、3.8%枸橼酸钠溶液、血压计袖带。

（3）生理盐水、血液制品（根据医嘱准备）、一次性手套。

【操作步骤】

步骤	要点与说明
▲间接输血法	●将抽出的供血者的血液，按静脉输液法输给病人的方法
1. 再次检查核对　将用物携至病人床旁，与另一位护士一起再次核对病人床号、姓名、腕带性别、年龄、住院号、病室/门急诊、血型、血液有效期、配血试验结果以及保存血的外观	●严格执行查对制度，避免差错事故的发生 ●按取血时的查对内容逐项进行核对和检查，确保无误
2. 建立静脉通道　按静脉输液法建立静脉通道，输入少量生理盐水	●在输入血液前先输入少量生理盐水，冲洗输血器管道
3. 摇匀血液　以手腕旋转动作将血袋内的血液轻轻摇匀	●避免剧烈震荡，以防止红细胞破坏
4. 连接血袋进行输血　戴手套，打开储血袋封口，常规消毒或用安尔碘消毒开口处塑料管，将输血器针头从生理盐水瓶上拔下，插入输血器的输血接口，缓慢将储血袋倒挂于输液架上	●戴手套是为了医务人员自身的保护 ●输血袋若为双插头，则用锁扣锁住生理盐水通路（或用止血钳夹住生理盐水通路），打开另一输血通路开始输血
5. 操作后查对	●核对病人床号、姓名、腕带性别、年龄、住院号、病室/门急诊、血型、血液有效期、配血试验结果以及保存血的外观

续 表

步骤	要点与说明
6. 控制和调节滴速　开始输入时速度宜慢,观察15分钟左右,如无不良反应后再根据病情及年龄调节滴速	●开始滴速不要超过20滴/分 ●成人一般40~60滴/分,儿童酌减
7. 操作后处理	
(1)安置卧位:撤去治疗巾,取出止血带和一次性垫巾,整理床单位,协助病人取舒适卧位	
(2)将呼叫器放于病人易取处	●告知病人如有不适及时使用呼叫器通知护士
(3)整理用物,洗手	
(4)记录	●在输血卡上记录输血的时间、滴速、患者的全身及局部情况,并签全名
8. 续血时的处理　连续输用不同供血者的血液时,前一袋血输尽后,用生理盐水冲洗输血器,再接下一袋血继续输注	●两袋血之间用生理盐水冲洗是为了避免两袋血之间发生反应 ●如为双插头血袋,则用锁扣锁住输血通路(或用止血钳;夹住输血通路),打开生理盐水通路开始滴入生理盐水 ●输完血的血袋要保留,以备出现输血反应时查找原因
9. 输血完毕后的处理	
(1)用上述方法继续滴入生理盐水,直到将输血器内的血液全部输入体内再拔针	●最后滴入生理盐水是保证输血器内的血液全部输入体;内,保证输血量准确
(2)同密闭式输液法步骤16(1)~(3)	

续 表

步骤	要点与说明
(3)输血袋及输血器的处理:输血完毕后,用剪刀将输血器针头剪下放入锐器收集盒中;将输血管道放入医用垃圾桶中;将输血袋送至输血科保留24小时	● 同密闭式输液法 ● 避免针刺伤的发生 ● 以备病人在输血后发生输血反应时检查分析原因
(4)洗手,记录	● 记录的内容包括:输血时间、种类、血量、血型、血袋号(储血号),有无输血反应
▲直接输血法(direct transfiision)	● 将供血者的血液抽出后立即输给病人的方法。适用于无库存血而病人又急需输血及婴幼儿的少量输血时
1. 准备卧位　请供血者和病人分别卧于相邻的两张床上,露出各自供血或受血的一侧肢体	● 方便操作
2. 核对　认真核对供血者和病人的姓名、血型及交叉配血结果	● 严格执行查对制度,避免差错事故发生
3. 抽取抗凝剂　用备好的注射器抽取一定量的抗凝剂	● 避免抽出的血液凝固 ● 一般50 mL血中需加入3.8%枸橼酸钠溶液5 mL
4. 抽、输血液	
(1)将血压计袖带缠于供血者上臂并充气	使静脉充盈,易于操作 ● 压力维持在13.3 kPa(100 mmHg)左右
(2)选择穿刺静脉,常规消毒皮肤	● 一般选择粗大静脉,常用肘正中静脉

续 表

步骤	要点与说明
(3)用加入抗凝剂的注射器抽取供血者的血液,然后立即行静脉注射将抽出的血液输给病人	●抽、输血液时需三人配合:一人抽血,一人传递,另一人输注,如此连续进行 ●从供血者血管内抽血时不可过急过快,注意观察其面色、血压等变化,并询问有无不适 ●推注速度不可过快,随时观察病人的反应 ●连续抽血时,不必拔出针头,只需更换注射器,在抽血间期放松袖带,并用手指压迫穿刺部位前端静脉,以减少出血
5.输血完毕后的处理	
(1)输血完毕,拔出针头,用无菌纱布块按压穿刺点至无出血	
(2)同密闭式输液法步骤16(2)~(4)	●同密闭式输液 ●记录的内容包括:输血时间、血量、血型、有无输血反应

【注意事项】

1.在取血和输血过程中,要严格执行无菌操作及查对制度。在输血前,一定要由两名护士根据需查对的项目再次进行查对,避免差错事故的发生。

2.输血前后及两袋血之间需要滴注少量生理盐水,以防发生不良反应。

3.血液内不可随意加入其他药品,如钙剂、酸性及碱性药品、高渗或低渗液体,以防血液凝集或溶解。

4.输血过程中,一定要加强巡视,观察有无输血反应的征象,并询问病人有无任何不适反应。一旦出现输血反应,应立刻停止输血,并按输血反应进行处理(详见本节的"常见输血反应及护理")。

5. 严格掌握输血速度,对年老体弱、严重贫血、心衰病人应谨慎,滴速宜慢。

6. 对急症输血或大量输血病人可行加压输血,输血时可直接挤压血袋、卷压血袋输血或应用加压输血器等。加压输血时,护士须在床旁守护,输血完毕时及时拔针,避免发生空气栓塞反应。

7. 输完的血袋送回输血科保留24小时,以备病人在输血后发生输血反应时检查分析原因。

【健康教育】

1. 向病人说明输血速度调节的依据,告知病人勿擅自调节滴速。

2. 向病人介绍常见输血反应的症状和防治方法。并告知病人,一旦出现不适症状,应及时使用呼叫器。

3. 向病人介绍输血的适应证和禁忌证。

4. 向病人介绍有关血型的知识及做血型鉴定及交叉配血试验的意义。

六、自体输血和成分输血

(一)自体输血

自体输血是指采集病人体内血液或手术中收集自体失血,经过洗涤、加工,在术后或需要时再输回给病人本人的方法,即回输自体血。自体输血是最安全的输血方法。

1. 优点

(1)无需做血型鉴定和交叉配血试验,不会产生免疫反应,避免了抗原抗体反应所致的溶血、发热和过敏反应。

（2）扩大血液来源，解决稀有血型病人的输血困难。

（3）避免了因输血而引起的艾滋病、肝炎及其他血源性疾病的传播。

（4）术前实施的多次采血，能刺激骨髓造血干细胞分化，增加红细胞生成，促进病人术后造血。

2. 适应证与禁忌证

（1）适应证：①胸腔或腹腔内出血，如脾破裂、异位妊娠破裂出血者；②估计出血量在 1000 mL 以上的大手术，如肝叶切除术；③手术后引流血液回输，一般仅能回输术后 6 小时内的引流血液；④体外循环或深低温下进行心内直视手术；⑤病人血型特殊，难以找到供血者时。

（2）禁忌证：①胸腹腔开放性损伤达 4 小时以上者；②凝血因子缺乏者；③合并心脏病、阻塞性肺部疾患或原有贫血的病人；④血液在术中受胃肠道内容物污染；⑤血液可能受癌细胞污染者；⑥有脓毒血症和菌血症者。

3. 形式

自体输血有贮存式自体输血、稀释式自体输血、回收式自体输血三种形式。

（1）贮存式自体输血：是指术前采集病人全血或血液成分并加以贮存，需要时再回输给病人的输血方法。一般于手术前 3~5 周开始，每周或隔周采血一次，直至手术前 3 天为止，以利机体应对因采血引起的失血，使血浆蛋白恢复正常水平。

（2）稀释式自体输血：于手术日手术开始前采集病人血液，并同时自静脉输入等量的晶体或胶体溶液，使病人的血容量保持不变，并降低了血中的血细胞比容，使血液处于稀释状态，减少了术中红细胞的损失。所采集的血液在术中或术后输给病人。

（3）回收式自体输血：是指用血液回收装置，将病人体腔积血、手术失血及术后引流血液进行回收、抗凝、洗涤等处理，再回输给病人。多用于脾破裂、输卵管破裂，血液流入腹腔 6 小时内无污染或无凝血者。自体失血回输的总量应限制在 3500 mL 以内,大量回输自体血时,应适当补充新鲜血浆和血小板。

(二)成分输血

1. 成分输血的概念

成分输血是指根据病人的需要,使用血液分离技术,将新鲜血液快速分离成各种成分,然后根据病人需要,输入一种或多种成分。由于病人很少需要输入血液的所有成分,因此只输入其身体所需要的血液成分是十分有意义的。这种疗法又称"血液成分疗法",起到一血多用、减少输血反应的作用。

通常一份血可以分离出一种或多种成分,输给不同的病人,而一个病人可接受来自不同供血者的同一血液成分,可以发挥更大的临床治疗作用。随着现代科学技术的发展,根据血液各种成分的不同比重,将其分离提纯已变得很容易。多数情况下,病人输入所需的特定成分血比输入全血更合适。特定的成分血如红细胞、血小板、血浆、白细胞、白蛋白和凝血制剂等常被用于血液中缺乏这些成分的病人。这种现代输血技术,无论从医学生理学理论或从免疫学角度均体现出极大的优越性,是输血领域中的新进展。

2. 成分输血的特点

(1)成分血中单一成分少而浓度高,除红细胞制品以每袋 100 mL 为一单位外,其余制品,如白细胞、血小板、凝血因子等每袋规格均以 25 mL 为一单位。

(2)成分输血每次输入量为 200~300 mL,即需要 8~12 单位(袋)的成分血,这意味着一次给病人输入 8~12 位供血者的血液。

3. 成分输血的护理

(1)红细胞输注的护理:①选择比较粗大的静脉血管;②选用 170 μm 的滤网输血器进行过滤,过滤面积大于 30 cm^2;③输注时间一般不超过 4 小时,洗涤红细胞必须在 24 小时内输用;④悬浮红细胞在使用前必须充分摇匀;⑤悬浮红细胞内不要加任何药物,尤其是乳酸林格液、5%葡萄糖或 5%葡萄糖生理盐水,否则容易发生凝固/凝集或溶血。

(2)浓缩血小板输注的护理:①适宜选用特殊的血小板标准输血器以去除白细胞;②输注速度要快,80~100 滴/分;③运输、传递及输注过程中应注意保暖,不要剧烈震荡,以免引起不可逆聚集。

(3)血浆输注的护理:①冰冻血浆在 35~37 ℃水浴中快速融化,尽快输用,新鲜冰冻血浆不能保存于 4 ℃环境中;②选用带滤网的输血器,以免絮状沉淀物阻塞管道,输注速度 5~10 mL/min;③同型输注。

(4)血浆蛋白输注的护理:①白蛋白不能与氨基酸、红细胞混合使用。5%白蛋白输注速度为 2~4 mL/min,25%白蛋白输注速度为 5 mL/min,儿童输注速度为成人的 1/4~1/2;②免疫球蛋白应单独输注,速度宜慢,前 30 分钟的输注速度为 0.01~0.02 mL/(kg·min),如无不良反应,将速度增至 0.02~0.04 mL/(kg·min)。

4.成分输血的注意事项

(1)某些成分血,如白细胞、血小板等,存活期短,为确保成分输血的效果,以新鲜血为宜,且必须在 24 小时内输入体内(从采血开始计时)。

(2)除白蛋白制剂外,其他各种成分血在输入前均需进行交叉配血试验。

(3)成分输血时,由于一次输入多个供血者的成分血,因此在输血前应根据医嘱给予病人抗过敏药物,以减少过敏反应的发生。

(4)由于一袋成分血液只有 25 mL,几分钟即可输完,故成分输血时,护士应全程守护在病人身边,进行严密的监护,不能擅自离开病人,以免发生危险。

(5)如病人在输成分血的同时,还需输全血,则应先输成分血,后输全血,以保证成分血能发挥最好的效果。

七、常见输血反应及护理

输血是具有一定危险性的治疗措施,会引起输血反应,严重者可以危及病人的生命。因此,为了保证病人的安全,在输血过程中,护士必须严密观察病人,及时发现输血反应的征象,并积极采取有效的措施处理各种输血反应。

(一)发热反应

发热反应是输血反应中最常见的。

1. 原因

(1)由致热原引起,如血液、保养液或输血用具被致热原污染。

(2)多次输血后,受血者血液中产生白细胞和血小板抗体,当再次输血时,受血者体内产生的抗体与供血者的白细胞和血小板发生免疫反应,引起发热。

(3)输血时没有严格遵守无菌操作原则,造成污染。

2. 临床表现

可发生在输血过程中或输血后1~2小时内,病人先有发冷、寒战,继之出现高热,体温可达38~41℃,可伴有皮肤潮红、头痛、恶心、呕吐、肌肉酸痛等全身症状,一般不伴有血压下降。发热持续时间不等,轻者持续1~2小时即可缓解,缓解后体温逐渐降至正常。

3. 护理

(1)预防:严格管理血库保养液和输血用具,有效预防致热原,严格执行无菌操作。

(2)处理:①反应轻者减慢输血速度,症状可以自行缓解;②反应重者应立即停止输血,密切观察生命体征,给予对症处理(发冷者注意保暖,高热者给予物理降温),并及时通知医生;③必要时遵医嘱给予解热镇痛药和抗过敏药,如异丙嗪或肾上腺皮质激素等;④将输血器、剩余血连同贮血袋一并送检。

(二)过敏反应

1. 原因

(1)病人为过敏体质,对某些物质易引起过敏反应。输入血液中的异体蛋白质与病人机体的蛋白质结合形成全抗原而使机体致敏。

(2)输入的血液中含有致敏物质,如供血者在采血前服用过可致敏的药物或进食了可致敏的食物。

(3)多次输血的病人,体内可产生过敏性抗体,当再次输血时,抗原抗体相互作用而发生输血反应。

(4)供血者血液中的变态反应性抗体随血液传给受血者,一旦与相应的抗原接触,即可发生过敏反应。

2. 临床表现

过敏反应大多发生在输血后期或即将结束输血时,程度轻重不一,通常与症状出现的早晚有关。症状出现越早,反应越严重。

(1)轻度反应:输血后出现皮肤瘙痒,局部或全身出现荨麻疹。

(2)中度反应:出现血管神经性水肿,多见于颜面部,表现为眼睑、口唇高度水肿。也可发生喉头水肿,表现为呼吸困难,两肺可闻及哮鸣音。

(3)重度反应:发生过敏性休克。

3. 护理

(1)预防:①正确管理血液和血制品;②选用无过敏史的供血者;③供血者在采血前4小时内不宜吃高蛋白和高脂肪的食物,宜用清淡饮食或饮糖水,以免血中含有过敏物质;③对有过敏史的病人,输血前根据医嘱给予抗过敏药物。

(2)处理:根据过敏反应的程度给予对症处理。①轻度过敏反应,减慢输血速度,给予抗过敏药物,如苯海拉明、异丙嗪或地塞米松,用药后症状可缓解;②中、重度过敏反应,应立即停止输血,通知医生,根据医嘱皮下注射 1∶1000

肾上腺素0.5~1 mL或静脉滴注氢化可的松或地塞米松等抗过敏药物;③呼吸困难者给予氧气吸入,严重喉头水肿者行气管切开;④循环衰竭者给予抗休克治疗;⑤监测生命体征变化。

(三)溶血反应

溶血反应是受血者或供血者的红细胞发生异常破坏或溶解引起的一系列临床症状。溶血反应是最严重的输血反应,分为急性溶血反应和迟发性溶血反应。

1. 急性溶血反应

(1)原因:①输入了异型血液:供血者和受血者血型不符而造成血管内溶血向血管外溶血的演变,反应发生快,一般输入10~15 mL血液即可出现症状,后果严重;②输入了变质的血液:输血前红细胞已经被破坏溶解,如血液贮存过久、保存温度过高、血液被剧烈震荡或被细菌污染、血液内加入高渗或低渗溶液或影响pH的药物等,均可导致红细胞破坏溶解。

(2)临床表现:轻重不一,轻者与发热反应相似,重者在输入10~15 mL血液时即可出现症状,死亡率高。通常可将溶血反应的临床表现分为三个阶段:

第一阶段:受血者血清中的凝集素与输入血中红细胞表面的凝集原发生凝集反应,使红细胞凝集成团,阻塞部分小血管。病人出现头部胀痛,面部潮红,恶心、呕吐,心前区压迫感,四肢麻木,腰背部剧烈疼痛等反应。

第二阶段:凝集的红细胞发生溶解,大量血红蛋白释放到血浆中,出现黄疸和血红蛋白尿(尿呈酱油色),同时伴有寒战、高热、呼吸困难、发绀和血压下降等。

第三阶段:一方面,大量血红蛋白从血浆进入肾小管,遇酸性物质后形成结晶,阻塞肾小管。另一方面,由于抗原、抗体的相互作用,又可引起肾小管内皮缺血、缺氧而坏死脱落,进一步加重了肾小管阻塞,导致急性肾衰竭,表现为少尿或无尿,管型尿和蛋白尿,高钾血症、酸中毒,严重者可致死亡。

(3)护理

1)预防:①认真做好血型鉴定与交叉配血试验;②输血前认真查对,杜绝差错事故的发生;③严格遵守血液保存规则,不可使用变质血液。

2)处理:①立即停止输血,并通知医生。②给予氧气吸入,建立静脉通道,遵医嘱给予升压药或其他药物治疗。③将剩余血、病人血标本和尿标本送化验室进行检验。④双侧腰部封闭,并用热水袋热敷双侧肾区,解除肾小管痉挛,保护肾脏。⑤碱化尿液:静脉注射碳酸氢钠,增加血红蛋白在尿液中的溶解度,减少沉淀,避免阻塞肾小管。⑥严密观察生命体征和尿量,插入导尿管,检测每小时尿量,并做好记录。若发生肾衰竭,行腹膜透析或血液透析治疗。⑦若出现休克症状,应进行抗休克治疗。⑧心理护理:安慰病人,消除其紧张、恐惧心理。

2. 迟发性溶血反应

一般为血管外溶血,多由 Rh 系统内的抗体(抗 D、抗 C 和抗 E)引起。临床常见 Rh 系统血型反应中,绝大多数是由 D 抗原与其相应的抗体相互作用产生抗原抗体免疫反应所致。反应的结果使红细胞破坏溶解,释放出的游离血红蛋白转化为胆红素,经血液循环至肝脏后迅速分解,然后通过消化道排出体外。Rh 阴性病人首次输入 Rh 阳性血液时不发生溶血反应,但输血 2~3 周后体内即产生抗 Rh 因子的抗体。如再次接受 Rh 阳性的血液,即可发生溶血反应。Rh 因子不合所引起的溶血反应较少见,且发生缓慢,可在输血后几小时至几天后才发生,症状较轻,有轻度的发热伴乏力、血胆红素升高等。对此类病人应查明原因,确诊后,尽量避免再次输血。

(四)与大量输血有关的反应

大量输血一般是指在 24 小时内紧急输血量相当于或大于病人总血容量。常见的与大量输血有关的反应有循环负荷过重的反应、出血倾向及枸橼酸钠中毒等。

1. 循环负荷过重

即肺水肿,其原因、临床表现和护理同静脉输液反应。

2. 出血倾向

(1)原因:长期反复输血或超过病人原血液总量的输血,由于库存血中的血小板破坏较多,使凝血因子减少而引起出血。

(2)临床表现:表现为皮肤、黏膜瘀斑,穿刺部位大块淤血或手术伤口渗血。

(3)护理:①短时间输入大量库存血时,应密切观察病人的意识、血压、脉搏等变化,注意皮肤、黏膜或手术伤口有无出血;②严格掌握输血量,每输库存血3~5个单位,应补充1个单位的新鲜血;③根据凝血因子缺乏情况补充有关成分。

3. 枸橼酸钠中毒反应

(1)原因:大量输血使枸橼酸钠大量进入体内,如果病人的肝功能受损,枸橼酸钠不能完全氧化和排出,而与血中的游离钙结合使血妈浓度下降。

(2)临床表现:病人出现手足抽搐,血压下降,心率缓慢。心电图出现 Q-T 间期延长,甚至心搏骤停。

(3)护理:遵医嘱常规每输库存血 1000 mL,静脉注射 10% 葡萄糖酸钙 10 mL,预防发生低血钙。

(五)输血相关传染病

通过输血传播的疾病与感染已知有十余种,其中最严重的是艾滋病、乙型肝炎和丙型肝炎。在输血相关传染病的预防和控制中,采供血机构和医疗机构的标准化工作和规范化管理起着至关重要的作用。综合预防对策有:提倡无偿献血,严格血液筛查;规范采供血和血液制品制备的操作规程;对血液制品/成分血进行病毒灭活;严格掌握输血适应证,提倡自体输血和成分输血;加强消毒隔离,做好职业防护。

(六)其他

如空气栓塞,细菌污染反应,体温过低等。因此,严格把握采血、抽血和输血操作的各个环节,是预防上述输血反应的关键。

八、输血反应和意外的监测与报告

(一)监测与报告的意义

输血反应和意外的监测与报告是一个连续的、规范化的数据收集和分析系统,贯穿于采血到输血的全过程,具有十分重要的意义。

1.可以及时发现严重输血反应和意外,多科室合作制定相应的措施和治疗方案,使受血者的损伤减小到最低程度。

2.有助于提高采供血机构和用血医院的安全输血水平对于严重的输血反应和意外应及时测报,由医院输血管理委员会组织召开输血评估会(或鉴定会),输血科负责人和有关临床科室参加,并将评估(鉴定)意见转报采供血机构。医院和采供血机构应进行内部质量评估,排除一切可能引发严重输血反应和意外的因素。

3.为制定政策、法规提供决策信息测报制度有助于收集输血后肝炎等输血传染病的发病率、发生率数据,从而客观了解和分析输血传染病的流行病学状况,为政策、法规的制定提供依据。

4.有助于输血新技术、新制品的研究和推广针对输血反应和意外,一些先进的输血技术和新型制品已用于临床,如成分输血、去白细胞过滤血液、经病毒灭活血浆、经 r 射线照射的血液等。输血传染病和意外的测报、统计工作为比较性研究和新技术、新产品推广、运用提供了客观的依据。

(二)监测与报告的工作程序

1. 填写"输血反应记录单" 医院输血科(血库)在发血的同时,附带发放"输血反应记录单"(表3-4,表3-5),由输血科(血库)人员、医师和护士共同填写。病人在接受输血治疗以及输血后一段时间内,护士应密切观察病人情况。若出现严重输血反应症状,如短时间内体温急剧升高、过敏:反应、输血后紫癜、休克、全身出血、血红蛋白尿、少尿或无尿等,应立即停止输血和(或)给予药物治疗,并重新校对用血申请单、血袋的标签等,医师和护士共同填写"输血反应记录单",并抽取病人血样 5 mL(1 mL 用 EDTA 抗凝,4 mL 不抗凝),连同血袋一起送回输血科(血库)。严重输血反应应记录在受血者的病程记录中。

表 3-4 输血反应记录单(正面)

No.				血型			
医院		病人姓名		年龄		性别	
科别		病区		床号		住院号		诊断	

血液种类:全血、红细胞、血浆、血小板、白细胞、其他(　　)数量							
献血者姓名(或条形码)				编号		血型	

如果有输液反应发生,请血库人员将病人输血前、后血样及血袋一起送回供血单位的血型参比实验室。						
		填卡人		年	月	日

表 3-5 输血反应记录单(反面)

输血开始至发生反应时间				输入量		
脉搏		次/分		血压	/	kPa(mmHg)
科别		病区		床号	住院号	诊断

续　表

（　）发热（指输血后体温比输血前升高1 ℃）		（　）输血处痛、发红	
（　）出汗	（　）头晕、头痛	（　）面部潮红、紫绀	（　）恶心、呕吐
（　）皮疹	（　）面色苍白	（　）荨麻疹	（　）胸闷、心悸
（　）气急	（　）伤口渗血	（　）血红蛋白尿	（　）紫癜
（　）出血	（　）腰背酸痛	（　）尿少尿闭	（　）黄疸
（　）昏迷	（　）其他		

如果有严重输液反应发生，请立即停止输血，并抽取病人血5 mL（1 mL用EDTA抗凝，4 mL不抗凝），连同血袋一起送回血库。

	填卡人	年	月	日

2.输血科（血库）收到"输血反应记录单"后，应对病人血样和输注的血液进行鉴定和检测，查明原因。对需要继续输血的病人，在排除引起输血反应的原因后，选用相配血液输注，如经不规则抗体筛选、白细胞抗体的交叉配合试验等的血液，或选用特殊制备的血液成分，如去白细胞血液成分、洗涤红细胞、照射血液等。也可将病人输血前、后的血样及血袋一起送交采血机构做进一步检测。

3.如果病人在接受输血治疗一段时间内出现输血传染病症状，如病毒性肝炎、艾滋病、梅毒等，除向辖区疾病控制中心报告外，还应向供血机构书面报告。

第四章 标本采集

现代医学越来越重视检验医学分析前质量控制,用循证检验医学指导临床医师,根据病人病情需要,正确选择检验项目以保证临床医学质量。临床检验项目涉及的标本如病人的血液、体液、分泌物、排泄物以及组织细胞等一般由护士采集,为保证检验标本的质量,护士应熟练正确地进行标本采集、保管及运送,使检验结果真正成为指导临床治疗、护理的重要依据。

第一节 概 述

标本采集是指根据检验项目的要求采集病人的血液、体液(如胸腔积液、腹水)、排泄物(如尿、粪)、分泌物(如痰、鼻咽部分泌物)、呕吐物和脱落细胞(如食管、阴道)等标本,通过物理、化学或生物学的实验室检查技术和方法进行检验,作为疾病的判断、治疗、预防以及药物监测、健康状况评估等的重要依据。标本检验结果的正确与否直接影响到对病人疾病的诊断、治疗和抢救等,而高质量的检验标本是获得准确而可靠的检验结果的首要环节,因此,正确的标本采集方法是护士应该掌握的基本知识和基本技能之一。

一、标本采集的意义

随着现代医学的发展,诊断疾病的方法日益增多,但各种标本检验仍然是基本的诊断方法之一。检验标本在一定程度上反映机体正常的生理现象和病理改变,对明确诊断、病情观察、防治措施的制定及预后的判断等方面起着重要作用。所以,标本采集非常重要,它可以:①协助明确疾病诊断;②推测病程进展;③制定治疗措施;④观察病情变化。同时,检验标本的采集质量可直接影响检验结果,而合格的检验标本来源于临床护理人员的正确采集,因此,需要加强护理人员的相关知识培训,提高检验标本的合格率,更好地为临床服务。

二、标本采集的原则

为了保证标本的质量,在采集各种检验标本时,均应遵循以下基本原则:

(一)遵照医嘱

采集各种标本均应严格按照医嘱执行。医生填写的检验申请单,字迹必须清楚,目的应明确,申请人签全名。护士应认真查对,如对检验申请单有疑问时,护士应及时核实,确认无误后方可执行。

(二)充分准备

1. 护士准备

采集标本前护士应明确标本采集的相关事宜,如检验项目、检验目的、标本容器、采集标本量、采集时间、采集方法及注意事项等。同时,护士操作前应修剪指甲,洗手,戴口罩、帽子和手套,必要时穿隔离衣。

2. 病人准备

采集标本前,病人或家属经护士的耐心解释,对留取标本的目的、方法、临床意义、注意事项及配合要点等有一定认知,愿意配合护士留取合适的检验标本。同时按要求在采集标本前做好必要的准备,如保持情绪稳定、采取合适的卧位便于护士操作、根据标本需要空腹或进食等等。

3. 物品准备

根据检验目的准备好必须的物品,并在选择的标本容器外贴上标签(注明科室、床号、姓名、检验目的、标本类型、标本采集时间)或条形码(电脑医嘱则自动生成电子条形码)。

4. 环境准备

采集标本时环境应清洁、安静、温湿度适宜、光线或照明充足适宜,并保护病人隐私。

(三) 严格查对

查对是保证标本采集无误的重要环节之一。采集前应认真查对医嘱,核对检验申请单、标签或条形码、标本采集容器、病人的床号、姓名、住院号及腕带等,确认无误后方可进行。

(四) 正确采集

采集标本既要保证及时,又须保证采集量准确。因此,采集时间、标本容器、标本量及抗凝剂或防腐剂的使用等应符合检验专业分析前质量控制的要求。为保证送检标本的质量,除严格遵守查对制度,还须掌握正确的采集方法。首先,选择最佳采样时间,晨起空腹是最具代表性及检出阳性率最高的时间,如血液、尿液标本原则上应于晨起空腹时采集;又如细菌培养标本,尽量在使用抗生素前采集,若已使用抗生素或其他药物,应在血药浓度最低时采集,并在检验申请单上注明。其次,要采取具有代表性的标本,如大便检查应取黏液、脓、血液部分粪便等。需要由病人自己留取标本时(如 24 小时尿标本、痰标本、大便标本等),要详细告知病人标本留取方法、注意事项,以保证采得高质量符合要求的标本。

(五) 及时送检

标本保存和运送是保证检验质量的重要环节之一,因此,标本采集后应及时送检,不可放置时间过久,以免影响检查结果。原则上,除门诊病人自行采集的某些标本允许病人自行送往实验室外,其他一律由医护人员或经训练的护工输送。同时要保证标本输送过程中的安全性,防止过度震荡、防止标本容器的破损、防止标本被污染、防止标本及唯一性标识的丢失和混淆、防止标本对环境的污染等。特殊标本(如动脉血气分析等)还需注明采集时间,应立即送检。

第二节 各种标本的采集

不同标本的采集和处理要求依临床需要而定,为保证采集标本的检验信息对临床医师用于病人诊断、治疗时的有效性和可靠性,护理人员在标本采集时应严格遵守检验标本质量管理体系,并严格遵照医嘱,充分准备,科学查对,运用正确的采集方法,保证标本的质量。

一、血液标本的采集

血液是由血细胞和血浆两部分组成,在体内通过循环系统与机体所有的组织器官发生联系,在维持机体的新陈代谢、内外环境的平衡以及功能调节等方面起着重要的作用。血液系统的变化伴随着组织器官的调节变化,反之,组织器官的改变又可直接或间接地引起血液或其成分的改变。因此,血液检查是临床最常用的检验项目之一,它可反映机体各种功能及异常变化,为判断病人病情进展以及治疗疾病提供参考。

(一)毛细血管采血法

毛细血管采血法是自外周血或末梢血采集标本的方法。一般由检验科工作人员具体实施。WHO 推荐毛细血管采血法的部位以中指或无名指尖内侧为宜。凡用血量较少的检查,一般从手指取血,手指采血操作方便,可获较多血量,成人以左手无名指为宜;婴幼儿可从拇指或足跟部处采血。特殊病人视情况而定,如严重烧伤病人,可选择皮肤完整处采血。采血部位必须无水肿、发绀、炎症或其他循环不良现象。外周血或末梢血由于血液循环较差,且易受气温、运动、外力挤压等物理因素影响而发生改变,因而检查结果不够恒定。

(二)静脉血标本采集法

静脉血标本采集是自静脉抽取血标本的方法。常用的静脉包括:①四肢浅静脉:上肢常用肘部浅静脉(贵要静脉、肘正中静脉、头静脉)、腕部及手背静脉;下肢常用大隐静脉、小隐静脉及足背静脉。②颈外静脉:常用于婴幼儿的静脉采血。③股静脉:股静脉位于股三角区,在股神经和股动脉的内侧。

真空采血法是目前最佳的静脉血采集方法。真空采血法的基本原理是将双向针的一端在持针器的帮助下刺入静脉,待有回血后将另一端插入真空试管内,血液在负压作用下自动流入试管。标准真空采血管(常用彩色真空采血管见表4-1)采用国际通用的头盖和标签颜色来显示管内添加剂的种类(生化检验常用的抗凝剂见表4-2),可根据检测需要选择相应的盛血试管。真空采血装置具有采血量准确、安全性能好、分离血清效果好、操作使用方便及可一针采多管血样等特点,临床上逐渐替代一次性注射器进行血标本的采集。

表4-1 常用彩色真空采血管的使用

标识	标本类型	添加剂	适用范围	要求
红头管	血清	无	各种生化和免疫学检测。如肝肾功能、血清免疫等	采血后不需要摇动
紫头管	全血	EDTA	适用于血液常规检查、糖化血红蛋白等检测	采血后立即颠倒混匀5~8次
黑头管	全血	109 mmol/L(3.2%枸橼酸钠)	适用于ESR(血沉)	抗凝剂与血液1:4混合,采血后立即颠倒混匀5~8次

续 表

标识	标本类型	添加剂	适用范围	要求
蓝头管	全血	109 mmol/L（3.2%枸橼酸钠）	适用于血凝试验，如PT、APTT、TT、各种凝血因子等	抗凝剂与血液1∶9混合，采血后立即颠倒混匀5~8次
黄头管	血清	分离胶/促凝剂	适用于急诊各种生化和血清学实验	可将血细胞与血清快速很好地分开，减少影响实验的因素
绿头管	血浆	肝素锂/肝素钠	可用于急诊、大部分的生化实验和某些特定的化验项目，如血氨、血流变等流式T细胞因子检测	采血后立即颠倒混匀5~8次
灰头管	血浆	草酸盐-氟化钠	适用于糖耐量实验检测	采血后立即颠倒混匀5~8次
细菌培养瓶	需氧/厌氧		血液、体液需氧/厌氧细菌培养	标本量5~10 mL，摇匀，不能注入空气（厌氧瓶）

表4-2 生化检验常用的抗凝剂及其用途

抗凝剂	作用及用途
草酸钾	常用于尿素、肌酐、纤维蛋白原等测定，不能用于钾、钙及血气分析等项目的测定，对LDH、丙酮酸激酶、AKP、ACP和淀粉酶等均有抑制作用
肝素	是用于血液化学成分检测的首选抗凝剂。肝素对血液成分干扰较少，不影响红细胞体积，不引起溶血，常用于细胞渗透性试验、电解质、血气分析、血浆渗透量、血细胞比容及普通生化测定等。通常用肝素抗凝的剂量为10.0~12.5IU/mL。注意钠盐可使淀粉酶升高

续 表

抗凝剂	作用及用途
氟化钠	常用氟化钠-草酸钠混合抗凝剂作血糖测定的抗凝剂,氟化钠可以抑制烯醇化酶,它可避免血细胞葡萄糖酵解酶的作用,延长标本的保存时间
枸橼酸钠	常用于凝血试验。通常配成3.8%或3.2%的水溶液,与血液按照1∶9体积混合。测定血沉用3.8%枸橼酸钠抗凝,抗凝剂与血液比例为1∶4,凝血试验需用3.2%枸橼酸钠抗凝。不适用于血液分析和生化测验
二乙胺四乙酸盐（EDTA）	生化常用的抗凝剂,适用一般血液学检测,但不适于血凝和血小板功能检测,也不适用于钙、钠及含氮物质的测定。因EDTA盐能影响某些酶的活性和抑制红斑狼疮因子,故不适合制作组化染色和检查红斑狼疮细胞的血涂片

【目的】

1. 全血标本

指的是抗凝血标本,主要用于临床血液学检查,例如血细胞计数和分类、形态学检查等。

2. 血浆标本

抗凝血经离心所得上清液称为血浆,血浆里含有凝血因子,适合于内分泌激素、血栓和止血检测等。

3. 血清标本

不加抗凝剂的血,经离心所得上清液称为血清,血清里不含有凝血因子,多适合于临床化学和免疫学的检测,如测定肝功能、血清酶、脂类、电解质等。

4.血培养标本

多适合于培养检测血液中的病原菌。

【操作前准备】

1.评估病人并解释

(1)评估:①病人的病情、治疗情况、意识状态、肢体活动能力;②对血液标本采集的认知程度及合作程度;③有无生理因素影响,如吸烟、饮食、运动、情绪波动、妊娠、体位、饮酒、饮茶或咖啡等;④需做的检查项目、采血量及是否需要特殊准备;⑤静脉充盈度及管壁弹性,穿刺部位的皮肤状况如有无冻疮、炎症、水肿、结节、瘢痕、破损等。

(2)解释:向病人及家属解释静脉血标本采集的目的、方法、临床意义、注意事项及配合要点。

2.病人准备

(1)病人了解静脉血标本采集的目的、方法、临床意义、注意事项及配合要点。

(2)取舒适卧位,暴露穿刺部位。

3.环境准备

清洁、安静、温湿度适宜,光线充足或有足够的照明,必要时屏风或围帘遮挡。

4.护士准备

衣帽整洁,修剪指甲,洗手,戴口罩。

5.用物准备

(1)治疗车上层:注射盘、检验申请单、标签或条形码、棉签、消毒液、止血带、一次性垫巾、胶布、弯盘、手消毒液、一次性密闭式双向采血针及真空采血管,如为非真空采血则准备一次性注射器(规格视采血量而定)及针头或头皮针以及标本容器(试管、密封瓶),按需要准备酒精灯、火柴。

(2)治疗车下层:生活垃圾桶、医用垃圾桶、锐器回收盒。

【操作步骤】

步骤	要点与说明
1. 贴标签或条形码　核对医嘱、检验申请单、标签(或条形码)及标本容器(或真空采血管),无误后贴标签(或条形码)于标本容器(或真空采血管)外壁上	●防止发生差错
2. 核对　携用物至病人床旁,依据检验申请单查对病人的床号、姓名、住院号及腕带;核对检验申请单、标本容器(或真空采血管)以及标签(或条形码)是否一致。向病人及家属说明标本采集的目的及配合方法	●确认病人,操作前查对
3. 选择静脉　选择合适的静脉,将一次性垫巾置于穿刺部位下	●嘱病人握拳,使静脉充盈
4. 消毒皮肤　常规消毒皮肤,直径不少于5cm,按静脉注射法系止血带	
5. 二次核对	●操作中查对
6. 采血	
▲真空采血器采血	
(1)穿刺:取下真空采血针护针帽,手持采血针,按静脉注射法行静脉穿刺	

续 表

步骤	要点与说明
(2)采血:见回血,固定针柄,将采血针另一端刺入真空管,采血至需要量	●如需多管采血,可再接入所需的真空管 ●当采集到最后一管血液时,即松开止血带
(3)拔针、按压:采血毕,松止血带,迅速拔出针头,按压局部1~2分钟	●采血结束,先拔真空管,后拔去针头,再按压止血
▲注射器采血	
(1)穿刺、抽血:持一次性注射器或头皮针,按静脉注射法行静脉穿刺,见回血后抽取所需血量	●穿刺时一旦出现局部血肿,立即拔出针头,按压局部,另选其他静脉重新穿刺
(2)两松一拔一按压:抽血毕,松止血带,嘱病人松拳,迅速拔出针头,按压局部2分钟	●防止皮下出血或淤血 ●凝血功能障碍病人拔针后按压时间延长至10分钟
(3)将血液注入标本容器	●同时抽取不同种类的血标本,应先将血液注入血培养瓶,然后注入抗凝管,最后注入干燥试管
1)血培养标本	●标本应在使用抗生素前采集,如已使用应在检验申请单上注明 ●一般血培养取血5 mL,对亚急性细菌性心内膜炎病人,为提高培养阳性率,采血10~15 mL
A.打开瓶盖常规消毒培养瓶橡皮塞,至少停留2分钟,待消毒剂完全干燥,以上步骤重复3次	
B.采集所需血液量后,取下针头,更换20G新针头,并将所需血液量注入血培养瓶	●血培养瓶如有多种,先注入厌氧瓶,然后再注入需氧瓶中

续 表

步骤	要点与说明
2) 全血标本:取下针头,将血液沿管壁缓慢注入盛有抗凝剂的试管内,轻轻摇动,使血液与抗凝剂充分混匀	● 勿将泡沫注入 ● 防止血液凝固
3) 血清标本:取下针头,将血液沿管壁缓慢注入干燥试管内	● 防溶血,勿将泡沫注入,避免震荡,以免红细胞破裂溶血
7. 操作后处理	
(1) 取下一次垫巾。整理床单位,协助病人取舒适卧位	
(2) 再次核对检验申请单、病人、标本	● 操作后查对
(3) 指导病人	● 注意穿刺部位皮肤有无血肿及出血,如有及时呼叫及处理
(4) 用物处置,洗手,记录	● 用物分类处置 ● 签字、记录采血、送检时间
(5) 标本送检	● 及时送检以免影响检验结果

【注意事项】

1. 严格执行查对制度及无菌技术操作原则

2. 采血时间

不同的血液测定项目对血液标本的采集时间有不同的要求,主要有:①空腹采血:血液生化检验一般要求早晨空腹安静时采血。故指导病人晚餐后禁食,至次日晨采血,空腹约 12~14 小时。理想的采血时间是早晨 7:00~8:00。但过度空腹达 24 小时以上,某些检验会有异常结果,例如血清胆红素可因空腹

48小时而增加240%,血糖可因空腹过长而减少为低血糖。②定时采血:为了了解有昼夜节律性变动的指标,应定时采血,即在规定的时间段内采集标本。如口服葡萄糖耐量试验、药物血浓度监测、激素测定等应定时采血。血样采集应在不服药期间进行,如在早晨服药前。

3. 采血部位

采血要求不同,部位亦不同。

外周血:一般选取左手无名指内侧采血,该部位应无冻疮、炎症、水肿、破损等。如该部位不符合要求,则以其他手指部位代替。对烧伤病人,可选择皮肤完整处采血。检验只需微量全血时,成人从耳垂或指尖取血,婴儿从大脚趾或脚跟取血。

静脉血:成人一般取肘部静脉,肥胖者可用腕背静脉;婴儿常用颈部静脉、股静脉或前囟静脉窦;刚出生的婴儿可收集脐带血;输液病人采血应避免在输液的同侧上肢或下肢采血(输液病人在不能停输的情况下静脉采血一定要注意远端原则),即在对侧手静脉采血。如同时两只手都在输液,可以于下肢静脉采血,或者在滴注位置的上游采血。

4. 采血器械

采血用的注射器、试管必须干燥、清洁。目前多用一次性注射器及真空负压采血管。注射器及针头不宜用酒精消毒。某些检查项目如血氨、铜、锌、淀粉酶测定等,要求其采血器具及标本容器必须经过化学清洁、无菌、干燥。

5. 采血操作

采血部位皮肤必须干燥,扎止血带不可过紧、压迫静脉时间不宜过长,以不超过40秒为宜,否则容易引起淤血、静脉扩张,并且影响某些指标的检查结果。注射器采血时避免特别用力抽吸和推注,以免血细胞破裂。当采血不顺利时,切忌在同一处反复穿刺,易导致标本溶血或有小凝块,影响检测结果。采集血培养标本时应先注射厌氧瓶,尽量减少接触空气时间。微量元素测定采集标本的注射器和容器不能含游离金属。真空采血器采血时,多个组合检测项目同时采血时应按下列顺序采血:血培养→无添加剂管→凝血管→枸橼酸钠管→肝素管→EDTA管→草酸盐-氟化钠管。凡全血标本或需抗凝血的标本,采血后立即上下颠倒5~10次混匀,不可用力震荡。做血培养时,血培养瓶如有多种,如同时加做霉菌血液培养时,血液注入顺序:厌氧血液培养瓶—需氧血液培养瓶—霉菌血液培养瓶。

6. 加强核对

每一项检验都有一式两份(病房)或一式三份(门诊)的条形码,在采血操作前核对医嘱、检验申请单及条形码,将不干胶条形码揭下来分别贴在检验单上(如为电脑医嘱打印则免)、真空采血管外壁上,另一份条形码留存(门诊病人放于病人手中),通过扫描枪扫描条形码,经检验报告传输系统自动打印检验结果。通过条形码的唯一识别,杜绝差错事故的发生。

7. 及时送检

标本采集后应及时送检,以免影响检验结果。

8. 用物处置

采集标本所用的材料应安全处置。使用后的采血针、注射器针头等锐器物应当直接放入不能刺穿的利器盒内或毁形器内进行安全处置,禁止对使用后的一次性针头复帽,禁止用手直接接触使用过的针头、刀片等锐器物;注射器针筒、棉签等其他医疗废物放入黄色医疗废物袋中,医疗废物和生活垃圾分类收集存放。

【健康教育】

1. 向病人或家属说明采集血液标本的目的与配合要求。

2. 向病人解释空腹采血的意义,嘱其在采血前空腹。采血后,压迫止血的时间不宜过短。

3.向病人或家属说明如在采集标本前病人已使用抗生素,应向医护人员说明。

(三)动脉血标本采集法

动脉血标本采集是自动脉抽取血标本的方法。常用动脉有股动脉、肱动脉、桡动脉。

【目的】

1.采集动脉血进行血液气体分析。
2.判断病人氧合及酸碱平衡情况,为诊断、治疗、用药提供依据。
3.作乳酸和丙酮酸测定等。

【操作前准备】

1.评估病人并解释

(1)评估:①病人的病情、治疗情况、意识状态及肢体活动能力;②对动脉血标本采集的认知与合作程度;③穿刺部位的皮肤及动脉搏动情况;④用氧或呼吸机使用情况(呼吸及参数的设置);⑤病人有无血液性传染疾病;⑥有无进食热饮、洗澡、运动等。

(2)解释:向病人及家属解释动脉血标本采集的目的、方法、临床意义、注意事项及配合要点。

2.病人准备

(1)病人了解动脉血标本采集的目的、方法、临床意义、注意事项及配合要点。

(2)取舒适体位,暴露穿刺部位。

3. 环境准备

清洁、安静、光线适宜,必要时用屏风或围帘遮挡。

4. 护士准备

衣帽整洁,修剪指甲,洗手,戴口罩。

5. 用物准备

(1)治疗车上层:注射盘、检验申请单、标签或条形码、动脉血气针(或 2 mL/5 mL 一次性注射器及肝素适量、无菌软木塞或橡胶塞)、一次性治疗巾、无菌纱布、弯盘、消毒棉签、消毒液、无菌手套、小沙袋、手消毒液。

(2)治疗车下层:生活垃圾桶、医用垃圾桶、锐器回收盒。

【操作步骤】

步骤	要点与说明
1. 贴标签或条形码 核对医嘱、检验申请单、标签(或条形码)及标本容器(动脉血气针或一次性注射器),无误后贴检验标签(或条形码)于标本容器外壁上	● 防止发生差错
2. 核对 携用物至病人床旁,依据检验申请单查对病人的床号、姓名、住院号及腕带;核对检验申请单、标本容器以及标签(或条形码)是否一致。向病人及家属说明标本采集的目的及配合方法。根据需要为病人暂停吸氧	● 确认病人,操作前查对

步骤	要点与说明
3. 选择合适动脉 协助病人取舒适体位,选择合适动脉,将一次性垫巾置于穿刺部位下;夹取无菌纱布放于一次性垫巾上,打开橡胶塞(一次性注射器采血时)	●一般选用股动脉或桡动脉
4. 消毒 常规消毒皮肤,直径至少8cm;戴无菌手套或常规消毒术者左手示指和中指	●严格执行无菌技术操作
5. 二次核对	●操作中查对
6. 采血	
▲动脉血气针采血	
(1)将针栓推到底部,拉到预设位置,除去护针帽,定位动脉,采血器与皮肤呈45°~90°角度进针,采血针进入动脉后血液自然涌入动脉采血器,空气迅速经过孔石排出	●3 mL 动脉采血器预设至1.6 mL ●1 mL 动脉采血器预设至0.6 mL
(2)血液液面达到预设位置,孔石遇湿封闭。拔出动脉采血器,用无菌纱布按压穿刺部位5~10分钟。将动脉采血器针头垂直插入橡皮针塞中(配套的)	●采血器内不可有空气,以免影响检验结果
(3)按照医院规定丢弃针头和针塞,如有需要排除气泡,螺旋拧上安全针座帽	
(4)颠倒混匀5次,手搓样品管5秒以保证抗凝剂完全作用	●保证充分抗凝

续 表

步骤	要点与说明
(5)立即送检分析,如>15分钟需冰浴	●对于 $PaCO_2$、PaO_2、乳酸等检测,标本必须在15分钟内进行检测 ●对于乳酸盐的检测,在标本采集到检测的过程中,需将采血器始终放在冰水中保存
▲一次性注射器采血	
(1)用左手示指和中指触及动脉搏动最明显处并固定动脉于两指间,右手持注射器在两指间垂直刺入或与动脉走向呈45°刺入动脉,见有鲜红色血液涌进注射器,即以右手固定穿刺针的方向和深度,左手抽取血液至所需量	●穿刺前先抽吸肝素0.5 mL,湿润注射器管腔后弃去余液,以防血液凝固 ●采血过程中保持针尖固定 ●血气分析采血量一般为0.1~1 mL
(2)采血毕,迅速拔出针头,局部用无菌纱布加压止血5~10分钟(指导病人或家属正确按压),必要时用沙袋压迫止血	●直至无出血为止,凝血功能障碍病人拔针后按压时间延长
(3)针头拔出后立即刺入软木塞或橡胶塞,以隔绝空气,并轻轻搓动注射器使血液与肝素混匀	●注射器内不可有空气,以免影响检验结果 ●防血标本凝固
7.操作后处理	
(1)取下一次性垫巾。协助病人取舒适卧位,询问病人需要,整理床单位	
(2)再次核对检验申请单、病人、标本	●操作后查对
(3)清理用物,并交代注意事项	
(4)洗手、记录	●记录采血、送检时间并签名

步骤	要点与说明
（5）将标本连同检验申请单及时送检	●以免影响检验结果

【注意事项】

1. 严格执行查对制度和无菌技术操作原则。

2. 桡动脉穿刺点为前臂掌侧腕关节上 2cm、动脉搏动明显处。股动脉穿刺点在腹股沟股动脉搏动明显处，穿刺时，病人取仰卧位，下肢伸直略外展外旋，以充分暴露穿刺部位。新生儿宜选择桡动脉穿刺，因股动脉穿刺垂直进针时易伤及髋关节。

3. 防止气体逸散采集血气分析样本，抽血时注射器内不能有空泡，抽出后立即密封针头，隔绝空气（因空气中的氧分压高于动脉血，二氧化碳分压低于动脉血）。作二氧化碳结合力测定时，盛血标本的容器亦应加塞盖紧，避免血液与空气接触过久，影响检验结果，所以采血后应立即送检。

4. 拔针后局部用无菌纱布或砂袋加压止血，以免出血或形成血肿，压迫止血至不出血为止。

5. 病人饮热水、洗澡、运动，需休息 30 分钟后再行采血，避免影响检查结果。

6. 条形码合理有效使用，杜绝差错事故的发生。

7. 有出血倾向者慎用动脉穿刺法采集动脉血标本。

【健康教育】

向病人说明动脉血标本采集的目的、方法、注意事项及配合要点。

二、尿液标本的采集

尿液检验是临床上最常用的检测项目之一,主要用于泌尿生殖系统、肝胆疾病、代谢性疾病(如糖尿病)及其他系统疾病的诊断和鉴别诊断、治疗监测及健康普查。

尿标本分以下几种:常规标本(如晨尿、随机尿等)、12小时或24小时标本及培养标本(如清洁尿)。

【目的】

1. 尿常规标本

用于尿液常规检查,检查有无细胞和管型,特别是各种有形成分的检查和尿蛋白、尿糖等项目的测定。

2. 12小时或24小时尿标本

12小时尿标本常用于细胞、管型等有形成分计数,如Addis计数等。24小时尿标本适用于体内代谢产物尿液成分定量检查分析,如蛋白、糖、肌酐等。

3. 尿培养标本

主要采集清洁尿标本(如中段尿、导管尿、膀胱穿刺尿等),适用于病原微生物学培养、鉴定和药物敏感试验,协助临床诊断和治疗。

【操作前准备】

1. 评估病人并解释

(1)评估:病人的病情、临床诊断、治疗状况(培养标本尤其要评估抗生素使用情况)、意识状态、心理状况、沟通交流及合作能力等。

(2)解释:向病人及家属解释留取尿标本的目的、方法和配合要点。

2. 病人准备

能理解采集尿标本的目的和方法,协助配合。

3. 环境准备

宽敞、安静、安全、隐蔽。

4. 护士准备

衣帽整洁,修剪指甲,洗手,戴口罩。

5. 用物准备

除检验申请单、标签或条形码、手消毒液、生活垃圾桶、医用垃圾桶以外,根据检验目的的不同,另备:

(1)尿常规标本:一次性尿常规标本容器,必要时备便盆或尿壶。

(2)12 小时或 24 小时尿标本:集尿瓶(容量 3000~5000 mL)、防腐剂(常用防腐剂见表 4-3)。

表 4-3　常用防腐剂的使用

防腐剂	作用	用法	临床应用
甲醛	防腐和固定尿中有机成分	每 100 mL 尿液加 400 mg/L 甲醛 0.5 mL	艾迪计数(12 小时尿细胞计数)等
浓盐酸	保持尿液在酸性环境中,防止尿中激素被氧化	24 小时尿中加 10 mL/L 浓盐酸	内分泌系统的检查,如 17-酮类固醇、17-羟类固醇等
甲苯	保持尿中化学成分不变	第一次尿量倒入后,每 100 mL 尿液中加甲苯 0.5 mL(即甲苯浓度为 5~20 mL/L)	尿蛋白定量、尿糖定量检查

（3）尿培养标本：无菌标本容器、无菌手套、无菌棉球、消毒液、便器或尿壶、屏风、肥皂水或 1∶5000 高锰酸钾水溶液、无菌生理盐水、必要时备导尿包或一次性注射器及无菌棉签。

【操作步骤】

步骤	要点与说明
1.贴标签或条形码　核对医嘱、检验申请单、标签（或条形码）及标本容器，无误后贴标签（或条形码）于标本容器外壁上	●防止发生差错
2.核对　携用物至病人床旁，依据检验申请单查对病人的床号、姓名、住院号及腕带；核对检验申请单、标本容器以及标签（或条形码）是否一致。向病人及家属说明标本采集的目的及配合方法	●确认病人
3.收集尿液标本	
▲尿常规标本	
（1）能自理的病人，给予标本容器，嘱其将晨起第一次尿留于容器内，除测定尿比重需留 100 mL 以外，其余检验留取 30~50 mL 即可	●新鲜晨尿较浓缩，条件恒定，便于对比，且未受饮食的影响，所以检验结果较准确
（2）行动不便的病人，协助病人在床上使用便器，收集尿液于标本容器中	●注意使用屏风遮挡、保护病人隐私 ●卫生纸勿丢入便器内
（3）留置导尿的病人，于集尿袋下方引流孔处打开橡胶塞收集尿液	●婴儿或尿失禁病人可用尿套或尿袋协助收集
▲12 小时或 24 小时尿标本	

续 表

步骤	要点与说明
(1) 将检验申请单标签或条形码贴于集尿瓶上，注明留取尿液的起止时间	● 必须在医嘱规定的时间内留取，不可多于或少12小时或24小时，以得到正确的检验结果
(2) 留取12小时尿标本，嘱病人于7pm排空膀胱后开始留取尿液至次晨7am留取最后一次尿液；若留取24小时尿标本，嘱病人于7am排空膀胱后，开始留取尿液，至次晨7am留取最后一次尿液	● 7pm或7am尿液为检查前存留在膀胱内的，不应留取 ● 集尿瓶应放在阴凉处，根据检验要求在尿中加防腐剂（于第一次尿液倒入后添加防腐剂）
(3) 请病人将尿液先排在便器或尿壶内，然后再倒入集尿瓶内	● 方便收集尿液
(4) 留取最后一次尿液后，将12小时或24小时的全部尿液盛于集尿瓶内，测总量，记录于检验单上	● 充分混匀，从中取适量（一般为20~50 mL）于清洁干燥有盖容器内立即送检，余尿弃去
▲尿培养标本	
(1) 中段尿留取法	
1) 屏风遮挡，协助病人取坐位或平卧位，放好便器	● 注意保护病人
2) 护士戴手套，协助（或按要求）对成年男性和女性分别用肥皂水或1：5000高锰酸钾水溶液清洗尿道口和外阴部，再用消毒液冲洗尿道口，无菌生理盐水冲去消毒液，然后排尿弃去前段尿液，收集中段尿5~10 mL盛于带盖的无菌容器内送检	● 严格无菌操作，以免污染尿液 ● 采集中段尿时，应在病人膀胱充盈时进行 ● 尿液内勿混入消毒液，以免产生抑菌作用影响检验结果
(2) 导尿术留取法	

续 表

步骤	要点与说明
按导尿术要求分别清洁、消毒外阴、尿道口,再按照导尿术引流尿液,见尿后弃去前段尿液,接中段尿5~10 mL于无菌试管中送检	●危重、昏迷或尿潴留病人可通过导尿术留取尿培养标本
(3)留置导尿管术留取法	
留置导尿时,用无菌消毒法消毒导尿管外部及导管口,用无菌注射器通过导尿管抽吸尿液送检	●长期留置导尿管者应更换新导尿管后再留尿 ●不可采集尿液收集袋中的尿液送检
(4)脱手套	●按手套的使用流程处理手套
(5)清洁外阴,协助病人整理衣裤,整理床单位,清理用物	●按《医疗废物处理条例》处置用物 ●使病人舒适
4.操作后处理	
(1)洗手	
(2)再次查对医嘱和标本,标本密封后放于转运容器里外送,做好交接和记录	●保证检验结果的准确性 ●记录尿液总量、颜色、气味等
(3)处理用物	●用物按常规消毒处理

【注意事项】

1.尿液标本必须新鲜,并按要求留取。

2.尿液标本应避免经血、白带、精液、粪便等混入。此外,还应注意避免烟灰、便纸等异物混入。

3.标本留取后,应及时送检,以免细菌繁殖、细胞溶解或被污染等。送检标本时要置于有盖容器内,以免尿液蒸发影响检测结果。

4.常规检查在标本采集后尽快送检,最好不超过 2h,如不能及时送检和分析,必须采取保存措施,如冷藏或防腐等。

5.留取尿培养标本时,应严格执行无菌操作,防止标本污染影响检验结果。

【健康教育】

1.留取前根据检验目的不同向病人介绍尿标本留取的目的、方法及注意事项。

2.向病人说明正确留取尿标本对检验结果的重要性,教会留取方法,确保检验结果的准确性。

三、粪便标本的采集

正常粪便由食物残渣、消化道分泌物、细菌和水分等组成。粪便标本的检验结果可有效评估病人的消化系统功能,为协助诊断、治疗疾病提供可靠依据。采集粪便标本的方法因检查目的不同而有差别。粪便标本分四种:常规标本、细菌培养标本、隐血标本和寄生虫及虫卵标本。

【目的】

1.常规标本

用于检查粪便的性状、颜色、细胞等。

2.培养标本

用于检查粪便中的致病菌。

3.隐血标本

用于检查粪便内肉眼不能察见的微量血液。

4.寄生虫及虫卵标本

用于检查粪便中的寄生虫成虫、幼虫及虫卵并计数。

【操作前准备】

1. 评估病人并解释

(1)评估:病人的病情、临床诊断、意识状态、合作程度、心理状况。

(2)解释:向病人及家属解释留取粪便标本的目的、方法和配合要点。

2. 病人准备

能理解采集标本的目的和方法,并按要求在采集标本前排空膀胱。

3. 环境准备

安静、安全、隐蔽。

4. 护士准备

衣帽整洁,修剪指甲,洗手,戴口罩。

5. 用物准备

除检验申请单、标签或条形码、手套、手消毒液、生活垃圾桶、医用垃圾桶以外,根据检验目的的不同,另备:

(1)常规标本:检便盒(内附棉签或检便匙)、清洁便盆。

(2)培养标本:无菌培养容器、无菌棉签、消毒便盆。

(3)隐血标本:检便盒(内附棉签或检便匙)、清洁便盆。

(4)寄生虫及虫卵标本:检便盒(内附棉签或检便匙)、透明塑料薄膜或软黏透明纸拭子或透明胶带或载玻片(查找蛲虫)、清洁便盆。

【操作步骤】

步骤	要点与说明
1.贴标签或条形码　核对医嘱、检验申请单、标签(或条开码)及标本容器,无误后贴检验申请单标签(或条形码)于长本容器外壁上	●防止发生差错
2.核对　携用物至病人床旁,依据检验申请单查对病人的扫号、姓名、住院号及腕带;核对检验申请单、标本容器以及有签(或条形码)是否一致。向病人及家属说明标本采集的目标及配合方法	●确认病人
3.收集粪便标本	
▲常规标本	
(1)嘱病人排便于清洁便盆内、	●排便时避免尿液排出,以免影响检验结果
(2)用棉签或检便匙取脓、血、黏液部分或粪便表面、深处万粪端多处取材约5g新鲜粪便,置于检便盒内送检	●防止粪便干燥
▲培养标本	
(1)嘱病人排便于消毒便盆内	●保证检验结果准确
(2)用无菌棉签取黏液脓血部分或中央部分粪便2~5g置于牙菌培养容器内,盖紧瓶塞送检	●尽量多处取标本,以提高检验阳性率 ●细菌检验用标本应全部无菌操作并收集于灭菌封口的容器内
▲隐血标本	

续 表

步骤	要点与说明
按常规标本留取	
▲寄生虫及虫卵标本	
(1)检查寄生虫及虫卵 嘱病人排便于便盆内,用棉签或检验匙取不同部位带血或黏液部分5~10g送检	
(2)检查蛲虫 用透明塑料薄膜或软黏透明纸拭子于半夜12点或清晨排便前,于肛门周围皱襞处拭取标本,并立即送检。或嘱病人睡觉前或清晨未起床前,将透明胶带贴于肛门周围处。取下并将已粘有虫卵的透明胶带面贴在载玻片上或将透明胶带对合,立即送检验室作显微镜检查	●蛲虫常在午夜或清晨爬到肛门处产卵 ●有时需要连续采集数天
(3)检查阿米巴原虫 将便盆加温至接近人体的体温。排便后标本连同便盆立即送检	●保持阿米巴原虫的活动状态,因阿米巴原虫在低温的环境下失去活力而难以查到 ●及时送检,防止阿米巴原虫死亡
4.操作后处理	●依生物性医疗废弃物处理原则处理用物
(1)用物按常规消毒处理	●避免交叉感染
(2)洗手,记录	●记录粪便的形状、颜色、气味等

【注意事项】

1. 盛粪便标本的容器必须有盖,有明显标记。

2. 不应留取尿壶或混有尿液的便盆中的粪便标本。粪便标本中也不可混入植物、泥土、污水等异物。不应从卫生纸或衣裤、纸尿裤等物品上留取标本,不能用棉签有棉絮端挑取标本。

3. 采集寄生虫标本时,如病人服用驱虫药或做血吸虫孵化检查,应取黏液、脓、血部分,如需孵化毛蚴应留取不少于 30g 的粪便,并尽快送检,必要时留取整份粪便送检。

4. 检查痢疾阿米巴滋养体时,在采集标本前几天,不应给病人服用钡剂、油质或含金属的泻剂,以免金属制剂影响阿米巴虫卵或胞囊的显露。同时应床边留取新排出的粪便,从脓血和稀软部分取材,并立即保温送实验室检查。

5. 采集培养标本,全部无菌操作并将标本收集于灭菌封口的容器内。若难以获得粪便或排便困难者及幼儿可采取直肠拭子法,即将拭子或无菌棉签前端用无菌甘油或生理盐水湿润,然后插入肛门约 4~5cm(幼儿 2~3cm),轻轻在直肠内旋转,擦取直肠表面黏液后取出,盛于无菌试管中或保存液中送检。

【健康教育】

1. 留取标本前根据检验目的不同向病人介绍粪便标本留取的方法及注意事项。

2. 向病人说明正确留取标本对检验结果的重要性。

3. 教会病人留取标本的正确方法,确保检验结果的准确性。

四、痰液标本的采集

痰液是气管、支气管和肺泡所产生的分泌物,正常情况下分泌很少。痰液的主要成分是黏液和炎性渗出物。当呼吸道黏膜受到刺激时,分泌物增多,痰量也增多,但大多清晰、呈水样。如伴随呼吸系统疾病或其他系统疾病伴有呼吸道症状时,痰量会增多,其透明度及性状也会有所改变。正确的痰液标本采集是为临床检查、诊断和治疗提供依据,所以,应熟练、正确地采集痰液标本为临床服务。

临床上常用的痰液标本检查分为常规痰标本、痰培养标本、24小时痰标本3种。

【目的】

1. 常规痰标本

检查痰液中的细菌、虫卵或癌细胞等。

2. 痰培养标本

检查痰液中的致病菌,为选择抗生素提供依据。

3. 24小时痰标本

检查24小时的痰量,并观察痰液的性状,协助诊断或作浓集结核杆菌检查。

【操作前准备】

1. 评估病人并解释

(1)评估:病人的年龄、病情、治疗情况、心理状态及合作程度。

(2)解释:向病人及家属解释痰液标本采集的目的、方法、注意事项及配合要点。

2. 病人准备

(1)了解痰液标本采集的目的、方法、注意事项及配合要点。

(2)漱口。

3. 环境准备

温度适宜、光线充足、环境安静。

4. 护士准备

衣帽整洁,修剪指甲,洗手,戴口罩。

5.用物准备

除检验申请单、标签或条形码、医用手套、手消毒液、生活垃圾桶、医用垃圾桶以外,根据检验目的的不同,另备:

(1)常规痰标本:痰盒。

(2)痰培养标本:无菌痰盒、漱口溶液(朵贝液、冷开水)。

(3)24 小时痰标本:广口大容量痰盒、防腐剂(如苯酚)。

(4)无力咳痰者或不合作者:一次性集痰器、吸痰用物(吸引器、吸痰管)、一次性手套。如收集痰培养标本需备无菌用物。

【操作步骤】

步骤	要点与说明
1.贴标签或条形码　核对医嘱、检验申请单、标签(或条形码)及标本容器,无误后贴检验申请单标签(或条形码)于标本容器外壁上	●防止发生差错
2.核对携用物至病人床旁,依据检验申请单查对病人的床号、姓名、住院号及腕带;核对检验申请单、标本容器以及标签(或条形码)是否一致。向病人及家属说明标本采集的目的及配合方法	●确认病人
3.收集痰液标本	
▲常规标本	
(1)能自行留痰者	
1)时间:晨起并漱口	●用清水漱口,去除口腔中杂质
2)方法:深呼吸数次后用力咳出气管深处的痰液置于痰盒中	●如痰液不易咳出,可配合雾化吸入等方法

续 表

步骤	要点与说明
(2)无力咳痰或不合作者	
1)体位:合适体位,叩击胸背部	●使痰液松动
2)方法:一次性集痰器(图 15-1)分别连接吸引器和吸痰管吸痰,置痰液于集痰器	●一次性集痰器一端连接吸引器,一端连接吸痰管或直接吸痰(如为吸痰管) ●操作者戴手套,注意自我防护
▲痰培养标本	
(1)自然咳痰法:①晨痰最佳;先用朵贝氏液再用冷开水洗漱、清洁口腔和牙齿;②深吸气后再用力咳出呼吸道深部的痰液于无菌容器中,痰量不得少于 1 mL;③痰咳出困难时可先雾化吸入生理盐水,再咳出痰液于无菌容器中	●先用漱口溶液漱口,再用清水漱口 ●无菌操作,防止污染
(2)小儿取痰法:用弯压舌板向后压舌,将无菌拭子探入咽部,小儿因压舌板刺激引起咳嗽,喷出的肺或气管分泌物粘在拭子上即可送检	●物品均需无菌 ●留取量:细菌培养:>1 mL 真菌培养:2~5 mL 分枝杆菌培养:5~10 mL 寄生虫检查:3~5 mL
▲24 小时痰标本	
(1)时间:晨起漱口后(7am)第一口痰起至次晨漱口后(7am)第一口痰止	●正常人痰量很少,24 小时约 25 mL 或无痰液
(2)方法:24 小时痰液全部收集于广口痰盒内	
4.洗手	●避免交叉感染
5.观察	●痰液的色、质、量

续　表

步骤	要点与说明
6.记录	●记录痰液的外观和性状;24 小时痰标本应记录总量
7.送检	●及时送验

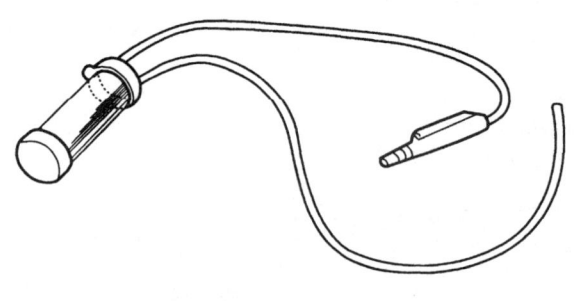

图 15-1　一次性集痰器

【注意事项】

1.收集痰液时间宜选择在清晨,因此时痰量较多,痰内细菌也较多,可提高阳性率。

2.勿将漱口水、口腔、鼻咽分泌物(如唾液、鼻涕)等混入痰液中。

3.如查癌细胞,应用 10%甲醛溶液或 95%乙醇溶液固定痰液后立即送检。

4.做 24 小时痰量和分层检查时,应嘱病人将痰吐在无色广口大玻璃瓶内,加少许防腐剂(如苯酚)防腐。

5.留取痰培养标本时,应用朵贝氏液及冷开水漱口数次,尽量排除口腔内大量杂菌。

【健康教育】

1.向病人及家属解释痰液标本收集的重要性。

2. 指导痰液标本收集的方法及注意事项。

五、咽拭子标本的采集

正常人咽喉部的口腔正常菌群是不致病的,但在机体抵抗力下降和其他外界因素共同作用下出现感染而导致疾病发生。因此,咽拭子(throat swab)细菌培养能分离出致病菌,有助于白喉、化脓性扁桃体炎、急性咽喉炎等的诊断。

【目的】

从咽部及扁桃体采取分泌物作细菌培养或病毒分离,以协助诊断。

【操作前准备】

1. 评估病人并解释

(1)评估:病人的年龄、病情、治疗情况,心理状态及合作程度。

(2)解释:向病人及家属解释咽拭子标本采集的目的、方法、注意事项及配合要点。

2. 病人准备

(1)了解咽拭子标本采集的目的、方法、注意事项及配合要点。

(2)体位舒适,愿意配合,进食2小时后再留取标本。

3. 环境准备

室温适宜、光线充足、环境安静。

4. 护士准备

衣帽整洁,修剪指甲,洗手,戴口罩。

5. 用物准备

(1)治疗车上层:无菌咽拭子培养试管、酒精灯、火柴、无菌生理盐水、压舌板、手电筒、检验申请单、标签或条形码、手消毒液。

（2）治疗车下层：生活垃圾桶、医用垃圾桶。

【操作步骤】

步骤	要点与说明
1. 贴标签或条形码　核对医嘱、检验申请单、标签（或条形码）及无菌咽拭子培养试管，无误后贴标签（或条形码）于无菌咽拭子培养试管外壁上	●防止发生差错
2. 核对　携用物至病人床旁，依据检验申请单查对病人的床号、姓名、住院号及腕带；核对检验申请单、无菌咽拭子培养试管以及标签（或条形码）是否一致。向病人及家属说明标本采集的目的及配合方法	●确认病人
3. 标本采集　点燃酒精灯，按无菌操作要求从培养试管中取出无菌长棉签，并用无菌生理盐水蘸湿，嘱患者张口，发"啊"音，用无菌长棉签迅速擦拭两侧腭弓、咽及扁桃体上分泌物	●暴露咽喉部，必要时可用压舌板压住舌部 ●动作敏捷而轻柔
4. 消毒　将试管口和塞子在酒精灯火焰上烧灼，然后将棉签插入试管中，再次烧灼试管口后塞紧试管塞子	●防止标本污染
5. 洗手	●避免交叉感染
6. 记录	●记录咽部情况
7. 送检	●将咽拭子标本连同检验申请单立即送检

【注意事项】

1. 最好在应用抗生素之前采集标本。

2. 避免交叉感染。

3. 做真菌培养时,须在口腔溃疡面上采集分泌物,避免接触正常组织。先用一个拭子揩去溃疡或创面浅表分泌物,第二个拭子采集溃疡边缘或底部分泌物。

4. 注意无菌长棉签不要触及其他部位,防止污染标本,影响检验结果。

5. 避免在进食后2小时内留取标本,以防呕吐。

【健康教育】

1. 向病人及家属解释取咽拭子标本的目的,使其能正确配合。

2. 指导配合采集咽拭子标本的方法及注意事项。

第五章 疼痛病人的护理

疼痛是一种复杂的主观感受，是近年来非常受重视的一个常见临床问题。疼痛的发生，提示着个体的健康受到威胁。疼痛与疾病的发生、发展与转归有着密切的联系，是临床上诊断疾病、鉴别疾病的重要指征之一，同时也是评价治疗与护理效果的重要标准。1995年，全美保健机构评审联合委员会(the Joint Committee American Health Organization，JCAHO)正式将疼痛确定为继体温、脉搏、呼吸、血压之后的第5生命体征，并要求对所有病人都进行疼痛的评估。缓解疼痛是医学的重要目标之一，2004年国际疼痛研究学会(the International Association for the Study of Pain，IASP)将10月11日确定为"世界镇痛日"，并提出了"免除疼痛是病人的基本权利"的口号。因此护士必须掌握疼痛的相关理论知识，才能对疼痛病人实施有效的疼痛管理。本章将重点介绍疼痛的概念、原因及发生机制、分类、对个体的影响，影响疼痛的因素，疼痛的护理流程、护理评估和护理措施等方面的知识。

第一节 疼痛概述

疼痛是临床上常见症状之一，也是继体温、脉搏、呼吸、血压4大生命体征之后的第5生命体征，正日益受到医学界及病人的广泛关注。护士必须了解疼痛的概念、原因及发生机制，熟悉疼痛的分类及其对个体的影响等方面的知识，才能更好地为疼痛病人提供有效的护理措施，减轻病人的疼痛，以达到有效疼痛管理的目的。

一、疼痛的概念

疼痛一词来自拉丁语"poena",意思是"惩罚"。《辞海》中将"疼"解释为"痛",而将"痛"解释为"因疾病或创伤而感觉痛楚"。1979 年 IASP 将疼痛定义为"是一种令人不快的感觉和情绪上的感受,伴随着现有的或潜在的组织损伤"。疼痛有双重含义,痛觉和痛反应。痛觉是一种意识现象,是个体的主观知觉体验,受个体的心理、性格、经验、情绪和文化背景的影响,个体表现为痛苦、焦虑。痛反应是机体对疼痛刺激所产生的一系列生理病理变化和心理变化,如呼吸急促、血压升高、出汗,心理痛苦、焦虑和抑郁等。疼痛是人体最强烈的应激因素之一,是机体对有害刺激的一种保护性防御反应,具有保护和防御的功能。

二、疼痛的原因及发生机制

(一)疼痛的原因

1. 温度刺激

过高或过低的温度作用于体表,均会引起组织损伤。受伤的组织释放组胺等化学物质,刺激神经末梢导致疼痛。如高温可引起灼伤,低温会致冻伤。

2. 化学刺激

化学物质如强酸、强碱,可直接刺激神经末梢,导致疼痛。化学灼伤还可使受损组织细胞释放化学物质,再次作用于痛觉感受器,使疼痛加剧。

3. 物理损伤

如刀切割、针刺、碰撞、身体组织受牵拉、肌肉受压、挛缩等,均可使局部组织受损,刺激神经末梢而引起疼痛。大部分物理损伤引起的缺血、淤血、炎症等都促使组织释放化学物质,而使疼痛加剧、疼痛时间延长。

4.病理改变

疾病造成的体内某些管腔堵塞,组织缺血、缺氧,空腔脏器过度扩张,平滑肌痉挛或过度收缩,局部炎性浸润等均可引起疼痛。

5.心理因素

心理状态不佳,如情绪紧张或低落、愤怒、悲痛、恐惧等都能引起局部血管收缩或扩张而导致疼痛。如神经性疼痛常因心理因素引起。此外,疲劳、睡眠不足、用脑过度等可导致功能性头痛。

(二)疼痛的发生机制

疼痛发生的机制非常复杂,迄今为止,尚无一种学说能全面合理地解释疼痛发生的机制。有关研究认为痛觉感受器是游离的神经末梢。当各种伤害性刺激作用于机体并达到一定程度时,可引起受损部位的组织释放某些致痛物质,如组胺、缓激肽、5-羟色胺、乙酰胆碱、H^+、K^+、前列腺素等,这些物质作用于痛觉感受器,产生痛觉冲动,并迅速沿传入神经传导至脊髓,再通过脊髓丘脑束和脊髓网状束上行,传至丘脑,投射到大脑皮质的一定部位而引起疼痛。

人体的多数组织都有痛觉感受器,由于痛觉感受器在身体各部位的分布密度不同,对疼痛刺激的反应以及敏感度也有所不同。痛觉感受器在角膜、牙髓的分布最为密集,皮肤次之,肌层内脏最为稀疏。根据其分布情况,可分为:①表层痛觉感受器:分布于皮肤、角膜及口腔的复层鳞状上皮间,是皮肤与体表黏膜的游离神经末梢。皮肤的痛点与游离神经末梢相对应。如果皮肤经常受到伤害性的刺激,其对痛觉的感受会变得更加敏感。②深层痛觉感受器:分布于牙、肌膜、关节囊、肌层、肌腱、韧带、脉管壁等处,密度比表层稀疏,肌层分布更少。肌腱、肌层与筋膜的伤害性刺激会造成不同程度的深部疼痛,但不易定位。③内脏痛觉感受器:分布于内脏器官的被膜、腔壁、组织间及内脏器官组织的脉管壁上,是内脏感觉神经的游离裸露末梢,分布密度稀疏。内脏对缺血缺氧、痉挛、机械牵拉及炎症的感受很敏感,但对烧灼、切割等刺激不敏感。

牵涉痛是疼痛的一种类型,表现为病人感到身体体表某处有明显痛感,而该处并无实际损伤。这是由于有病变的内脏神经纤维与体表某处的神经纤维会合于同一脊髓段,来自内脏的传入神经纤维除经脊髓上达大脑皮质,反应内脏疼痛外,还会影响同一脊髓段的体表神经纤维,传导和扩散到相应的体表部位而引起疼痛。这些疼痛多发生于内脏缺血、机械牵拉、痉挛和炎症。如心肌梗死的疼痛发生在心前区,但可放射至左肩及左上臂;阑尾炎可先出现脐周及上腹疼痛,再转移至右下腹等。

尽管目前尚无一种学说能全面合理地解释疼痛发生的机制,但关于疼痛发生的机制已随着科学的发展不断充实和完善,同时也创立了新的学说,使人们对疼痛本质的认识逐步深入。比较有代表性的关于疼痛产生的 3 大学说分别是特异学说、型式学说和闸门控制学说。

三、疼痛的分类

疼痛的分类,不同学者有不同的分类方法,以下主要介绍按疼痛的病程、性质、部位、起始部位及传导途径分类。①按疼痛的病程可分为急性痛和慢性痛,急性痛指突然发生、有明确的开始时间、持续时间较短、以数分钟、数小时或数天之内居多,用镇痛方法一般可以控制;慢性痛指疼痛持续 3 个月以上,具有持续性、顽固性和反复性的特点,临床上较难控制。②按疼痛性质可分为钝痛(如酸痛、胀痛、闷痛等),锐痛(如刺痛、切割痛、灼痛、绞痛、撕裂样痛、爆裂样痛等)和其他疼痛(如跳痛、压榨样痛、牵拉样痛等)。③按疼痛的部位可分为头痛、胸痛、腹痛、腰背痛、骨痛、关节痛和肌肉痛等。④按疼痛起始部位及传导途径可分为皮肤痛、躯体痛、内脏痛、牵涉痛、假性痛和神经痛。另外,还有癌性疼痛,其在癌症早期往往无特异性,不同部位的癌性疼痛,其性质和程度均可不同,可为钝痛胀痛等,而中、晚期的疼痛剧烈,不能忍受,需用药物镇痛。

四、疼痛对个体的影响

个体疼痛时出现生理、心理和行为方面的改变,即疼痛会对身心产生影响。而疼痛引发的机体反应与其性质有关,快痛反应局限,慢痛反应弥散;较轻的疼痛反应小且局限,剧烈疼痛反应大而广泛。当机体受到伤害性刺激时,可以出现不同生理活动的痛反应变化,个体在行为方面也会发生反应;同时还可以产生不愉快的或痛苦的主观感受,对个体心理过程也产生消极的影响。其实对于出现疼痛的个体,某些反应代表了疼痛的危险性,但值得注意的是,如果个体没有这些反应也并不意味着其没有疼痛,或者其疼痛会比别人轻。

(一)生理反应

对于急性疼痛,可观察到的生理改变包括血压、心率、呼吸频率、代谢反应。通常由于适应性的出现,在急性疼痛中可观察到的反应会在长期慢性疼痛中缺失,机体出现适应性所需要的时间并不明确。即使生命体征没有明显升高,也不能认为个体不存在严重的持续的疼痛。此外,必须考虑到由于其他原因造成的生理反应的改变,例如,在当前疼痛的程度下由于药物治疗所造成的血压下降。

1. 血压升高

急性疼痛伴随的血压升高是由于交感神经系统的过度兴奋所致。当身体受到危险时,机体会产生适应性反应,如周围血管收缩作为一种适应性反应会使血液从外周(皮肤、末梢)向中心(心脏、肺脏等)转移。

2. 心率增快

反映出身体竭力通过增加可用的氧气和循环体液来促进损伤组织的修复。这种从周围到重要器官(大脑、心脏、肝、肾)的血液重置是为了保护机体生命支持系统。

3. 呼吸频率增快

呼吸频率增快是心脏和循环耗氧量增加的结果。疼痛无法缓解会导致低氧血症、呼吸浅快,这些情况会随着疼痛的有效缓解而减轻或消失。

4. 神经内分泌及代谢反应

疼痛使中枢神经系统处于兴奋状态,交感神经和肾上腺髓质兴奋表现为:儿茶酚胺分泌增加,肾上腺素抑制胰岛素分泌的同时促进胰高血糖素分泌,糖原分解和异生作用加强。结果造成血糖上升,机体呈负氮平衡。另外,体内促肾上腺皮质激素、皮质醇、醛固酮、抗利尿激素血清含量显著升高,甲状腺素的生成加快,机体处于分解代谢状态。

5. 生化反应

有研究证明,慢性疼痛和剧烈疼痛的病人机体内源性镇痛物质减少,而抗镇痛物质和致痛物质增加,血管活性物质和炎性物质的释放不仅可以加重原病灶的病理变化(局部缺血、缺氧、炎性渗出、水肿),还可以对组织器官功能产生影响,导致激素、酶类和代谢系统的生化紊乱,使病理变化向更广泛、复杂、严重方向发展。

(二)心理反应

疼痛对个体的认知和情绪等心理过程有消极的影响,病人心理方面的改变差异比较大。短期急性剧痛,如急腹症、外伤性疼痛、手术痛等,可引起病人精神异常兴奋、烦躁不安;慢性疼痛病人常伴有认知能力的下降,注意和记忆能力受疼痛的影响较大;疼痛作为一种复杂的个体主观感受,不可避免地会引起个体的情绪反应,其中以抑郁和焦虑最为常见,此外,还有相当一部分病人会出现愤怒和恐惧。

1. 注意和记忆

慢性疼痛病人常伴有认知能力的下降,注意和记忆两种认知能力受疼痛的影响较大。当个体经受疼痛刺激时,其注意的选择性和持续性都会受到一定程度的影响,疼痛对选择性注意的影响主要表现在疼痛使个体更加偏向注意与疼痛有关的刺激。慢性疼痛病人经常抱怨其记忆力下降,而且相关研究也证实疼痛会损害个体的记忆功能。

2. 抑郁

慢性疼痛与抑郁的发生关系复杂,彼此互为因果。在评估病人是否发生抑郁时,必须注意原发病本身和治疗可能产生的影响,如癌症病人在使用化疗药物治疗中,可能会使病人出现抑郁状态,因此要加以鉴别。

3. 焦虑

焦虑和急性损伤性疼痛关系密切,慢性疼痛病人也会发生焦虑,并常常和抑郁伴随出现。病人对疾病常常感到极度担心和不安,而且难以自我控制。一般表现为:①精神焦虑症状,如坐立不安、心情紧张、注意力不集中、易激动等;②躯体性焦虑症状,如呼吸困难、心悸、胸痛、眩晕、呕吐、肢端发麻、面部潮红、出汗、尿频、尿急等;③运动性不安,如肌肉紧张、颤抖、搓手顿足、坐立不安等。

4. 愤怒和恐惧

长期的慢性疼痛,会使病人失去信心和希望,有些病人会因此产生难以排解的愤怒情绪,可能会因为一些小事而向他人大发脾气,以此宣泄其愤怒情绪,甚者会损坏物品或袭击他人。这种表现并非病人对他人的敌意,而是其极度痛苦和失望后所爆发出来的强烈不满情绪。恐惧是身患绝症病人比较常见的心理问题,引起恐惧的原因,除了即将来临的死亡以外,还有可能来自疾病所导致的各种不良后果。

(三)行为反应

对于急性和慢性疼痛,可观察的行为反应包括语言和躯体反应。与生理反应一样,行为反应通常与时间相适应。

1. 语言反应

疼痛的语言表述,尽管主观,却是那些能用语言交流的病人对疼痛最为可靠的反映。因此,医务人员不仅要相信病人对疼痛的语言表述,而且要依靠这些表述对病人的疼痛做出适当的判断。但对于不能进行语言交流的病人,如:学语前儿童、认知损伤的病人等,就无法提供关于疼痛的部位、方式、程度、伴随时间的改变状况等信息。

2. 躯体反应

躯体反应主要表现为机体在遭受伤害时所做出的躲避、逃跑、反抗、防御性保护或攻击等整体行为,常带有强烈的情绪色彩。局部反应指仅局限于受刺激部位对伤害性刺激做出的一种简单反应,如由于不同程度的血管扩张而出现局部皮肤潮红,因血管壁通透性增加而出现局部组织肿胀,另外局部还可引起大量化学物质释放。病人还可能摩擦局部疼痛部位、皱眉、面部扭曲等。轻度疼痛只引起局部反应,当疼痛加重时可出现肌肉收缩、肢体僵固、强迫体位等。

第二节 影响疼痛的因素

个体对疼痛的感受和耐受力存在很大的差异,同样性质、强度的刺激可引起不同个体产生不同的疼痛反应。个体所能感觉到的最小疼痛称为疼痛阈。个体所能忍受的疼痛强度和持续时间称为疼痛耐受力。对疼痛的感受和耐受力受个体内在因素和外在因素的影响,内在因素主要包括:个体人口学特征、信仰与文化、行为作用、以往的疼痛经验、注意力、情绪因素、对疼痛的态度等,外在因素主要包括环境变化、社会支持、医源性方面等因素。

一、内在因素

1. 人口学特征

个体对疼痛的敏感程度因年龄不同而不同。婴幼儿对疼痛的敏感程度低于成人,随着年龄增长,对疼痛的敏感性也随之增加。老年人对疼痛的敏感性又逐步下降,有研究提示老年女性区别温暖、烫和疼痛的能力比较差,而老年男性则和年轻人无明显差别,认为老年女性更能耐受疼痛是因为敏感性下降,老年男性更能耐受疼痛并非不能感受疼痛,而是忍耐能力更强。故对于不同年龄组的疼痛病人应采取不同的护理措施,尤其是儿童和老年人,更应注意其特殊性和个体差异。除了年龄和性别外,身高、体重、体质指数和吸烟等与某些慢性腰背痛的发生发展有关。

2. 宗教信仰与文化

宗教信仰与文化可影响个体对疼痛的认知评价和对疼痛的反应。持有不同人生观、价值观的个体对疼痛的反应和表达方式也不同。若个体生活在鼓励忍耐和推崇勇敢的文化背景中,往往更能够耐受疼痛。个体的文化教养影响其对疼痛的反应和表达方式,在一些文化里忍受疼痛是一种美德,并且通常认为男性比女性更能忍受疼痛。医护人员应该尊重个人的文化信仰而不强加自己的观点。

3. 行为作用

不同的行为表现和应对策略会影响个体对疼痛的知觉和治疗的效果。病人可以通过一系列的行为来控制疼痛。如:看电视或者和朋友、同事以及家人进行交谈等都可以帮助病人分散对疼痛的注意力并且有效地控制疼痛。娱乐可以提高机体内啡肽的释放,从而缓解疼痛。充足的睡眠与休息后疼痛感觉减轻,反之则加剧。个体对疼痛的反应,如持续性的肌肉紧张,过激行为都可能会导致疼痛的加重。如:患儿由于害怕打针而大哭、肌肉紧张,这些都可能会加剧疼痛。

应对策略可以改变痛感受程度和痛耐受能力。主动应对可以产生适应性的功能改变,如坚持进行康复锻炼,或培养个人兴趣使自己不再注意疼痛等;相反,被动应对则导致疼痛加剧甚至抑郁情绪的出现,如过分依赖别人的帮助或限制自己活动。有研究观察到,如病人采取适应性策略,则其疼痛强度会减轻,对疼痛的忍耐力也会增加。

4. 以往的疼痛经验

疼痛经验是个体自身对刺激体验所获得的感受,进而从行为中表现出来。个人对疼痛的态度则直接影响其行为表现。个体对任何一种单独刺激所产生的疼痛,都会受到以前类似疼痛经验的影响,如经历过手术疼痛的病人对即将再次进行的手术会产生不安的心情,会使他对痛觉格外敏感。

5. 注意力

个体对疼痛的注意程度会影响其对疼痛的感觉。当注意力高度集中于其他事物时,痛觉可以减轻甚至消失。如拳击运动员在竞技场上能够忍受严重伤害,而不感觉疼痛,是由于其注意力完全集中于比赛。某些精神疗法治疗疼痛,也是利用分散注意力以减轻疼痛的原理,如松弛疗法、手术后听音乐、看电视、愉快交谈等均可分散病人对疼痛的注意力,从而减轻疼痛。

6. 情绪

情绪可影响病人对疼痛的反应,焦虑、抑郁和愤怒等负性情绪会使疼痛加剧,并彼此相互影响。慢性疼痛病人的情绪状态以焦虑和抑郁为主,目前有学者提出,愤怒也是慢性疼痛病人常有的情绪反应。焦虑可使疼痛加剧,而疼痛又会增加焦虑情绪。有研究表明,40%~50%的慢性疼痛病人都伴随抑郁症状。学者们普遍认为,抑郁是由病人对困境的反应而产生的。愤怒的情绪与疼痛强度、挫折感和痛行为的发生频率相关。愉快的情绪则有减轻疼痛知觉的作用,在快乐或需要得到满足时,虽然承受了与忧虑时同样的伤害,但对疼痛的感觉却减轻了。因此情绪的调整在病人疼痛管理中有重要的作用。

7. 对疼痛的态度

个体对疼痛的态度会影响个体对疼痛的反应。如果把疼痛视为一个容易解决的小问题，就会疼得轻些；相反，如果觉得它是反映了严重的组织损伤甚至病情的进行性加重，那么自身的痛苦感和功能异常的程度就会大大增加。负面的想法会导致消极的应对方式、更严重的痛苦以及躯体功能的削弱。在疼痛面前认为自己无能为力的病人往往会消极地对待所发生的一切，不能利用现有的资源来处理疼痛，从而导致恶性循环。对疼痛治疗结果的期望也影响个体对疼痛的反应。

二、外在因素

1. 环境变化

环境因素可影响疼痛，如噪声、温度和光线等。持续的刺激性噪声，可增加肌肉的张力和应激性，加剧疼痛；舒适的环境可以改善个体的情绪，从而减轻疼痛。

2. 社会支持

当病人经历疼痛时，良好的社会支持，如家属或亲人陪伴，可以减少其孤独感和恐惧感，从而减轻疼痛。另外，鼓励和赞扬可促使病人有能力对付即将到来的疼痛并增加病人的控制感。

3. 医源性因素

许多治疗和护理操作都有可能使病人产生疼痛的感觉，如注射、输液等。护士在执行可能引起疼痛的操作时，应尽可能以轻柔、熟练的动作来完成，并尽量满足病人的生理和心理需求，用言语安慰病人。

来自护理人员方面的因素也会影响疼痛，如：护士掌握的疼痛理论知识与实践经验，可影响其对疼痛的正确判断与处理；护士缺少必要的药理知识，过分担心药物的副作用或成瘾性,会使病人得不到必要的镇痛处理;护士评估疼痛的方法不当,仅依据病人的主诉判断是否存在疼痛会使部分病人得不到及时的处置。

第三节 疼痛的护理

疼痛护理是疼痛管理的重要内容之一,主要包括疼痛的护理流程,疼痛评估的内容与方法,疼痛的护理措施和疼痛控制的标准等。

一、疼痛的护理流程

1. 全面并动态地评估

把评估病人的疼痛列入护理常规、全面并持续地评估病人的疼痛情况。

2. 实施镇痛

采用非药物和药物手段实施镇痛,消除和缓解疼痛是对疼痛病人护理的主要目标。

3. 观察并记录

观察并记录疼痛的具体情况、镇痛措施、镇痛效果及药物的不良反应等。

4. 健康教育和随访

解释疼痛的相关知识,指导镇痛的知识和技巧。按需做好随访工作,建立随访信息并定期随访。

二、疼痛的护理评估

疼痛评估是进行有效疼痛控制的首要环节,不仅要判断疼痛是否存在,还要评价镇痛治疗的效果。疼痛与其他4项生命体征不同,它不具备客观的评估依据,而且疼痛的原因和影响因素较多,个体也存在差异。疼痛评估的原则是常规、量化、全面和动态,护士要掌握疼痛评估内容、评估方法及评估的记录。

(一)评估内容

对疼痛的评估应列入护理常规,并全面持续地评估。除病人的一般情况(性别、年龄、职业、诊断、病情等)和体格检查外,应评估疼痛经历和病史、社会心理因素及镇痛效果等。

1. 疼痛经历和病史

疼痛经历评估包括疼痛的部位、程度、性质、时间、伴随症状,加重和缓解因素,疼痛发生时的表达方式,目前处理和疗效等;病史评估包括既往诊断,既往所患的慢性疼痛情况,既往镇痛治疗及减轻疼痛的方法等。

2. 社会心理因素

病人痛苦情况、精神病史和精神状态,家属和他人的支持情况,镇痛药物滥用或转换的危险因素,疼痛治疗不充分的危险因素等。

3. 镇痛效果的评估

是有效缓解疼痛的重要步骤,包括对疼痛程度、性质和范围的再评估,对治疗效果和治疗引起的不良反应的评价,动态评估为下一步疼痛管理提供可靠的依据。对镇痛效果评估的主要依据是病人的主诉,但在临床实践中,病人的情况有时会给疼痛评估带来障碍,

如不报告疼痛或表达有困难等,此时评估要注意病人的客观指征,如呼吸、躯体变化等。镇痛效果的评估还可采用百分比量表法及4级法等进行量化。

(1)百分比量表法(图5-1)。

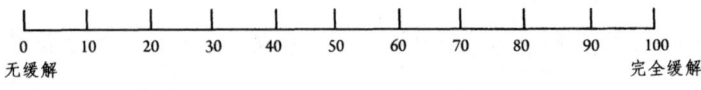

图5-1 百分比量表法

(2)4级法:①完全缓解:疼痛完全消失;②部分缓解:疼痛明显减轻,睡眠基本不受干扰,能正常生活;③轻度缓解:疼痛有些减轻,但仍感到明显疼痛,睡眠及生活仍受干扰;④无效:疼痛没有减轻。

此外,在对疼痛程度的认识上,病人和医务人员会存在一定的差异,医务人员判断的疼痛程度往往比病人自我感觉的轻。疼痛控制在什么水平会比较理想,不同的病人也有很大的个体差异,不同类型的疼痛对疼痛的控制需求也不一样,同一类型疼痛因疾病不同时期其程度也各异。普遍认同的规律是:以 0~10 数字评分法为例,创伤后、手术后等急性疼痛,当疼痛程度≤5 时,护士可选择护理权限范围内的方法止痛,并报告医生;当疼痛程度≥6 时,护士应报告医生,给予有效止痛药物。癌性疼痛病人要求应用三阶梯止痛法使病人达到夜间睡眠时、白天休息时、日间适当活动时基本无痛。疼痛控制标准是疼痛管理中的重要概念之一,疼痛控制标准的相关内容见附件。

(二)评估方法

1. 交谈法

主要是询问疼痛经历和病史。护士应主动关心病人,认真听取病人的主诉。询问疼痛的部位、牵涉痛的位置以及疼痛有无放射;过去 24 小时和当前、静息时和活动时的疼痛程度;疼痛对睡眠和活动等方面的影响(从 0~10 代表从无影响到极度影响);疼痛的发作时间、持续时间、过程、持续性还是间断性,加重和缓解因素及其他相关症状;已采用过的减轻疼痛的措施,目前的疗效,包括疼痛缓解程度,病人对药物治疗计划的依从性,药物不良反应情况等;了解病人过去有无疼痛经历,以往疼痛的特征,既往的镇痛治疗、用药原因、持续时间、疗效和停药原因等情况。在询问时,护士应避免根据自身对疼痛的理解和经验对病人的疼痛程度给予主观判断。在与病人交谈的过程中,要注意病人的语言和非语言表达,以便获得更可靠的资料。

2. 观察与临床检查

主要观察病人疼痛时的生理、行为和情绪反应。护理人员可以通过病人的面部表情、体位、躯体紧张度和其他体征帮助观察和评估疼痛的严重程度,疼痛与活动、体位的关系。观察病人身体活动可判断其疼痛的情况,如:①静止不动:即病人维持某一种最舒适的体位或姿势,常见于四肢或外伤疼痛者;②无目的乱动:在严重疼痛时,有些病人常通过无目的地乱动来分散其对疼痛的注意力;③保护动作:是病人对疼痛的一种逃避性反射;④规律性动作或按摩动作:为了减轻疼痛的程度常使用的动作。如头痛时用手指按压头部,内脏性腹痛时按揉腹部等。此外,疼痛发生时,病人常发出各种声音,如呻吟、喘息、尖叫、呜咽、哭泣等。应注意观察其音调的大小、快慢、节律、持续时间等。音调的变化可反映出疼痛病人的痛觉行为,尤其是无语言交流能力的患儿,更应注意收集这方面的资料。临床检查主要包括:检查病人疼痛的部位、局部肌肉的紧张度,测量脉搏、呼吸、血压及动脉血气有无改变等。

3. 评估工具的使用

可视病人的病情、年龄和认知水平选择相应的评估工具,评估疼痛的程度。

(1)数字评分法(numeric rating scale, NRS):用数字 0~10 代替文字来表示疼痛的程度(图 5-2)。口述:"过去 24 小时内最严重的疼痛可用哪个数字表示,范围从 0(表示无疼痛)到 10(表示疼痛到极点)。"书写方式为:"在描述过去 24 小时内最严重的疼痛的数字上画圈。"此评分法宜用于疼痛治疗前后效果测定的对比。

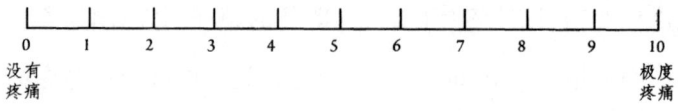

图 5-2 数字评分法

(2)文字描述评定法(Verbal descriptor scale, VDS):把一条直线等分成 5

段,每个点均有相应的描述疼痛程度的文字,从"没有疼痛""轻度疼痛""中度疼痛""重度疼痛""非常严重的疼痛"到"无法忍受的疼痛"(图5-3)。

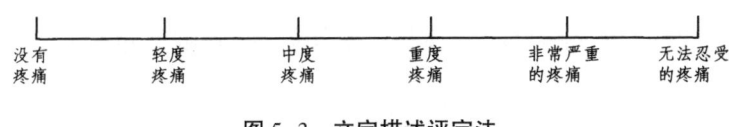

图5-3 文字描述评定法

(3)视觉模拟评分法(visual analogue scale,VAS):用一条直线,不作任何划分,仅在直线的两端分别注明"不痛"和"剧痛",请病人根据自己对疼痛的实际感觉在直线上标记疼痛的程度。这种评分法使用灵活方便,病人有很大的选择自由,不需要仅选择特定的数字或文字。适合于任何年龄的疼痛病人,且没有特定的文化背景或性别要求,易于掌握,不需要任何附加设备。对于急性疼痛的病人、儿童、老年人及表达能力丧失者尤为适用。该法也有利于护士较为准确地掌握病人疼痛的程度以及评估控制疼痛的效果。

(4)面部表情疼痛评定法(face pain scale,FPS):采用面部表情来表达疼痛程度,从左到右六张面部表情,最左边的脸表示无疼痛,依次表示疼痛越来越重,直至最右边的脸表示极度疼痛。请病人立即指出能反映他/她疼痛的那张面部表情图。此评估方法适用于3岁以上的儿童(图5-4)。

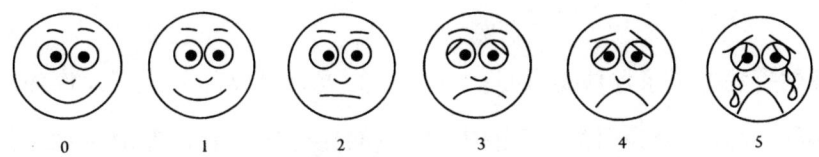

图5-4 面部表情疼痛评定法

(5)按WHO的疼痛分级标准进行评估,疼痛分为4级:

0级 无痛。

1级 轻度疼痛,平卧时无疼痛,翻身咳嗽时有轻度疼痛,但可以忍受,睡眠不受影响。

2级 中度疼痛,静卧时痛,翻身咳嗽时加剧,不能忍受,睡眠受干扰,要求用镇痛药。

3级 重度疼痛,静卧时疼痛剧烈,不能忍受,睡眠严重受干扰,需要用镇痛药。

(6)Prince-Henry评分法:主要适用于胸腹部大手术后或气管切开插管不能说话的病人,需要在术前训练病人用手势来表达疼痛程度。此法简单、可靠,临床使用方便。可分为5个等级,分别赋予0~4分的分值以评估疼痛程度,其评分方法为:

0分 咳嗽时无疼痛。

1分 咳嗽时有疼痛发生。

2分 安静时无疼痛,但深呼吸时有疼痛发生。

3分 静息状态时即有疼痛,但较轻微,可忍受。

4分 静息状态时即有剧烈疼痛,并难以忍受。

另外,对无语言表达能力的病人的疼痛评估,除了用特定评估工具和方法外,建议通过多种途径进行疼痛评估,包括:直接观察、家属或护理人员的描述以及对镇痛药物和非药物治疗效果的评估等。

(三)评估的记录

评估疼痛并记录评估结果是护理实践的重要组成部分。记录疼痛的方法有许多种,大致可分为两类:即由护士完成的住院病人的护理记录和由门诊病人完成的自我护理记录。护士在护理病历中的入院评估单、病人护理记录单及特护记录单关于疼痛的项目中记录病人的疼痛情况。记录内容应突出疼痛的时间,疼痛程度、部位、性质,镇痛方法和时间,疼痛缓解程度及疼痛对睡眠和活动的影响等方面。有些疾病的疼痛记录需要有一定的连续性,如癌痛、风湿性疼痛等;有些疾病的疼痛记录需要短期的评估和记录,如术后、创伤后、产后疼痛等。

三、疼痛的护理措施

疼痛管理的目标是控制疼痛,以最小的不良反应缓解最大程度的疼痛。而有效的护理措施是实现疼痛管理目标的重要保证。

(一)减少或消除引起疼痛的原因

首先应设法减少或消除引起疼痛的原因,避免引起疼痛的诱因。如外伤所致的疼痛,应酌情给予止血、包扎、固定、处理伤口等措施;胸腹部手术后,病人会因咳嗽或呼吸引起伤口疼痛,术前应对其进行健康教育,指导术后深呼吸和有效咳嗽的方法,术后可协助病人在按压伤口后,进行深呼吸和咳痰。

(二)合理运用缓解或解除疼痛的方法

1. 药物止痛

药物治疗是治疗疼痛最基本、最常用的方法,护士应正确给予镇痛药物。在用药过程中,应注意观察病情,把握好用药时机,正确用药。用药后应评估并记录使用镇痛药的效果及其不良反应。对药物的不良反应,要积极处理,以免病人因不适而拒绝用药。以下主要介绍:镇痛药物的分类,镇痛药物的常见给药途径,三阶梯镇痛疗法的基本原则和内容,病人自控镇痛泵的应用等。

(1)镇痛药物的分类:镇痛药物主要分3类:①阿片类镇痛药,如吗啡、哌替啶、芬太尼、阿芬太尼、美沙酮(美散痛)、喷他佐辛(镇痛新)、经氢可待酮等。②非阿片类镇痛药,如水杨酸类药物、苯胺类药物,非留体抗炎药等。③其他辅助类药物,如激素、解痉药、维生素类药物、局部麻醉药和抗抑郁类药物等。临床上在选择药物时,首先,要明确诊断,以免因镇痛而掩盖病情,造成误诊,如急腹症;其次,要明确疼痛的病因、性质、部位以及对镇痛药的反应,选择有效的镇痛药或者联合用药,以达到满意的治疗效果。

(2)镇痛药物的常见给药途径:给药途径以无创为主。常见给药途径:①口服给药法:口服是阿片类药物给药的首选途径,具有给药方便、疗效肯定、价格便宜、安全性好等优点。②直肠给药法:适用于禁食、不能吞咽、恶心呕吐严重等病人。③经皮肤给药法:芬太尼透皮贴剂(多瑞吉)是目前唯一通过透皮吸收的强阿片类药物,适用于慢性中度疼痛和重度疼痛病人。药物透过皮肤吸收入血,可以避免注射用药所出现的血药峰值浓度,因此在不减低镇痛治疗效果的情况下可明显增加其用药的安全系数。当使用第1剂时,由于皮肤吸收较慢,6~12小时后血清中方可测到其有效浓度,12~24小时达到相对稳定状态。一旦达到峰值可以维持72小时。该药不适用于急性疼痛病人和爆发性疼痛病人。在使用该药的病人中,有个别病人会出现局部瘙痒、麻木感或皮疹,这些情况在去除贴剂后很快消失。应注意的是,如果不良反应严重时,应及时去除贴剂。④舌下含服给药法:一般多用于暴发性疼痛的临时处理。⑤肌内注射法:水溶性药物在进行深部肌内注射后,吸收十分迅速。但长期进行肌内注射治疗疼痛,存在血药浓度波动大,加快阿片类药物的耐药性,镇痛效果和维持时间不稳定等情况。目前多用于急性疼痛时的临时给药以及癌症病人暴发痛时给药。不推荐用于长期的癌痛治疗。⑥静脉给药法:静脉注射是最迅速、有效和精确的给药方式,血浆浓度迅速达到峰值,用药后即刻产生镇痛作用,但过高的血浆药物浓度可能会引起不良反应。目前国内外多采用中心静脉插管或预埋硅胶注药泵,以便于连续小剂量给药减少不良反应的发生。⑦皮下注射给药法:主要用于胃肠道功能障碍、顽固性恶心、呕吐病人和严重衰竭需要迅速控制疼痛的临终病人。

(3)三阶梯镇痛疗法的基本原则和内容:对于癌性疼痛的药物治疗,目前临床上普遍采用WHO所推荐的三阶梯镇痛疗法。其目的是逐渐升级,合理应用镇痛剂来缓解疼痛。

1)三阶梯镇痛疗法的基本原则:包括口服给药、按时给药、按阶梯给药、个体化给药、密切观察药物不良反应及宣教。①口服给药:其特点是方便,能应付各种多发性疼痛,镇痛效果满意,不良反应小,可以减少医源性感染,并将耐受性和依赖性减到最低限度。②按时给药:按医嘱所规定的时间给药,下一次剂量应在前次给药效果消失之前给予,以维持有效血药浓度,保证疼痛连续缓解。③按阶梯给药:选用药物应由弱到强,逐渐升级,最大限度减少药物依赖的发生。④个体化给药:对麻醉药物的敏感度个体间差异很大,所谓合适剂量就是能满意镇痛的剂量。标准的推荐剂量要根据每个人的疼痛程度、既往用药史、药物药理学特点等来确定和调整。⑤密切观察及宣教:对用镇痛药病人要注意密切观察其反应,要将药物的正确使用方法、可能出现的不良反应告诉病人,其目的是使病人获得最佳疗效并减轻不良反应。

2)三阶梯镇痛疗法的内容:①第一阶梯:使用非阿片类镇痛药物,酌情加用辅助药,主要适用于轻度疼痛的病人。②第二阶梯:选用弱阿片类镇痛药物,酌情加用辅助药,主要适用于中度疼痛的病人。③第三阶梯:选用强阿片类镇痛药物,酌情加用辅助药,主要用于重度和剧烈癌痛的病人。三阶梯镇痛药物、常用有效剂量、给药途径和主要不良反应(表5-1)。

表5-1 三阶梯镇痛药物

分类	常用有效剂量(mg/4~6 h)	给药途径	主要不良反应
①非阿片类			
阿司匹林	250~1000	口服	过敏、胃肠道刺激、血小板减少
乙酰氨基酚	500~1000	口服	肝、肾毒性
布洛芬	200~400	口服	胃肠道刺激、血小板减少
吲哚美辛	25~50	口服	胃肠道刺激
萘普生	250~500	口服	胃肠道刺激

续　表

分类	常用有效剂量(mg/4~6 h)	给药途径	主要不良反应
②弱阿片类			
可待因	250~1000	口服	便秘、呕吐
	30	肌内注射	头痛
右旋丙氧酚	50~100	口服	幻觉、精神错乱
氧可酮	200~400	口服	便秘、恶心
曲马朵	25~50	口服	头晕、恶心、呕吐、多汗
③强阿片类			
吗啡	5~30	口服	便秘、呕吐
	10	肌内注射	低血压及昏厥、缩瞳
美沙酮	5~20	口服	便秘、恶心、呕吐
	10	肌内注射	呼吸抑制、蓄积而引起镇静
氧吗啡	6	口服	便秘、恶心、呕吐、低血压眩晕、口干、直立性低血压

在癌痛治疗中,常采取联合用药的方法,即加用一些辅助药物,其目的是减少主药的用量和不良反应。在病人使用药物镇痛时,护士应密切观察有无用药后不良反应,并及时协助处理和帮助缓解不良反应。

(4)病人自控镇痛泵的应用:病人自控镇痛泵(patient control analgesia, PCA)的运用是指病人疼痛时,通过由计算机控制的微量泵主动向体内注射设定剂量的药物,符合按需镇痛的原则,既减少了医务人员的操作,又减轻了病人的痛苦和心理负担。PCA泵的工作过程是按照负反馈的控制技术原理设计的。医生视病人病情设定合理处方,利用反馈调节,病人自己支配给药镇痛,最大限度地减少错误指令,确保疼痛控制系统在无医务人员参与时关闭反馈环,以保证病人安全。应用 PCA 泵病人的护理措施相关内容。

2. 物理止痛

指应用各种人工的物理因子作用于患病机体,引起机体的一系列生物学效应,使疾病得以康复。物理因子大致可以分成两大类,即大自然的物理因子和人工产生的物理因子。大自然的物理因子,如日光、海水、空气、矿泉等;人工产生的物理因子,如电、光、声、磁、热、冷和水等。物理止痛常常可以应用冷、热疗法,如冰袋、冷湿敷或热湿敷、温水浴、热水袋等。此外,理疗、按摩及推拿也是临床上常用的物理止痛方法。一般情况下,高热病人、有出血倾向疾病的病人和结核病人应禁用物理镇痛,恶性肿瘤病人常规的物理治疗也应慎用,妊娠和月经期下腹部要避免使用物理镇痛;空腹、过度劳累和餐后 30 分钟内,也不适宜用强力的物理镇痛。

3. 针灸止痛

根据疼痛的部位,针刺相应的穴位,使人体经脉疏通、气血调和,以达到止痛的目的。一般认为,针刺镇痛的机制是来自穴位的针刺信号和来自疼痛部位的痛觉信号,在中枢神经系统不同水平上相互作用、进行整合。在整合过程中,既有和镇痛有关的中枢神经的参与,又有包括内源性阿片肽和 5-羟色胺在内的各种中枢神经递质的参与。

4. 经皮神经电刺激疗法

经皮肤将特定的低频脉冲电流输入人体,利用其所产生的无损伤性镇痛作用,来治疗疼痛为主疾病的电刺激疗法称为经皮神经电刺激疗法。主要用于治疗各种头痛、颈椎病、肩周炎、神经痛、腰腿痛等症。其原理是采用脉冲刺激仪,在疼痛部位或附近放置 2~4 个电极,用微量电流对皮肤进行温和的刺激,使病人感觉有颤动、刺痛和蜂鸣,以达到提高痛阈、缓解疼痛的目的。

(三)提供社会心理支持

对疼痛病人,提供社会心理支持十分重要,尤其是对癌痛病人。护士应:①告知病人及家属,对疼痛的情绪反应是正常的,而且这将作为疼痛评估和治疗的一部分;②对病人及家属提供情感支持,让他们认识到疼痛是一个需要讲出来的问题;③告知病人及家属总会有可行的办法来充分地控制疼痛和其他令人烦恼的症状;④必要时帮助病人获得治疗并提供相关信息,教会病人应对技能以缓解疼痛,增强个人控制能力。

(四)恰当地运用心理护理方法及疼痛心理疗法

1. 恰当地运用心理护理方法

(1)减轻心理压力:紧张、忧郁、焦虑、恐惧或对康复失去信心等,均可加重疼痛的程度,而疼痛的加剧反过来又会影响情绪,形成不良循环。病人情绪稳定、心境良好、精神放松,可以增强对疼痛的耐受性。护士应以同情、安慰和鼓励的态度支持病人,与病人建立相互信赖的友好关系。只有当病人相信护士是真诚关心他,能在情绪、知识、身体等各方面协助其克服疼痛时,才会无保留地把自己的感受告诉护士。护士应鼓励病人表达疼痛时的感受及其对适应疼痛所作的努力,尊重病人对疼痛的行为反应,并帮助病人及家属接受其行为反应。

(2)控制注意力和放松练习:转移病人对疼痛的注意力和放松可减少其对疼痛的感受强度,常采用的方法有:①参加活动:组织病人参加其感兴趣的活动,能有效地转移其对疼痛的注意力。如唱歌、玩游戏、看电视、愉快的交谈、下棋、绘画等。对患儿来说,护士的爱抚和微笑、有趣的故事、玩具、糖果、游戏等都能有效地转移他们的注意力。②音乐疗法:运用音乐分散病人对疼痛的注意力是有效的方法之一。优美的旋律对降低心率、减轻焦虑和抑郁、缓解疼痛、降低血压等都有很好的效果。注意应根据病人的不同个性和喜好,选择不同类型的音乐。③有节律按摩:嘱病人双眼凝视一个定点,引导病人想象物体的大小、形状、颜色等,同时在病人疼痛部位或身体某一部位做环形按摩。④深呼吸:指导病人进行有节律的深呼吸,用鼻深吸气,然后慢慢从口中呼气,反复进行。⑤指导想象:指导想象是通过对某特定事物的想象以达到特定的正向效果。让病人集中注意力想象自己置身于一个意境或一处风景中,能起到松弛和减轻疼痛的作用。在做诱导性想象之前,先作规律性的深呼吸运动和渐进性的松弛运动效果更好。

2. *疼痛的心理疗法*

是应用心理学的原则与方法,通过语言、表情、举止行为,并结合其他特殊的手段来改变病人不正确的认知活动、情绪障碍和异常行为的一种治疗方法。其目的是解决病人所面对的心理困惑,减少其焦虑、抑郁、恐慌等负性情绪,改善病人的非适应行为,包括对人对事的看法和人际关系,并促进人格成熟,能以较为有效且适当的方式来处理心理问题和适应生活。疼痛作为一种主要感觉,受心理社会因素影响较大,多数研究证实,心理性成分对疼痛性质、程度和反应以及镇痛效果均会产生影响,因此疼痛的心理治疗具有其特有的重要地位。疼痛常用的心理治疗方法,包括安慰剂治疗、暗示疗法、催眠疗法、松弛疗法与生物反馈疗法、认知疗法、行为疗法、认知—行为疗法、群组心理治疗等。关于疼痛常用的心理治疗方法具体内容。

(五)积极采取促进病人舒适的措施

通过护理活动促进舒适是减轻或解除疼痛的重要护理措施。鼓励病人阐述自我感受,鼓励并帮助病人寻找保持最佳舒适状态的方式,提供舒适整洁的病床单位、良好的采光和通风设备、适宜的室内温湿度等都是促进舒适的必要条件。此外,在进行各项护理活动前,给予清楚、准确的解释,并将护理活动安排在镇痛药物显效时限内,确保病人所需物品伸手可及等均可减轻焦虑,促使病人身心舒适,从而有利于减轻疼痛。

(六)健康教育和随访

根据病人实际情况,选择相应的健康教育内容。一般应包括:说明疼痛的定义、疼痛能被缓解、疼痛对身心的损害作用;解释疼痛的原因和诱因;教导使用评估疼痛工具交流疼痛情况、与医生和护士谈疼痛的情况、用预防方法控制疼痛、减轻或解除疼痛的各种技巧等。

1. 指导病人准确描述和客观叙述

指导病人准确描述疼痛的性质、部位、持续时间、规律,并指导其选择适合自身的疼痛评估工具;当病人表达受限时,采用表情、手势、眼神或身体其他部位示意,以利于医护人员准确判断。告诉病人应客观地向医护人员讲述疼痛的感受,既不能夸大疼痛的程度,也不要忍痛。

2. 指导病人正确用药

指导病人正确使用止痛药物,如用药方法、用药最佳时间、用药剂量、不良反应及应对方法,如何使药物达到理想的镇痛效果等。

3. 指导病人正确评价

指导病人正确评价接受治疗与护理措施后的效果。以下内容均可表明疼痛减轻:①一些疼痛的征象减轻或消失,如面色苍白、出冷汗等;②对疼痛的适应能力有所增强;③身体状态和功能改善,自我感觉舒适,食欲增加;④休息和睡眠的质量较好;⑤能重新建立一种行为方式,轻松地参与日常活动,与他人正常交往。

4. 指导病人出院后注意事项和随访

交代疼痛病人居家护理注意事项,指导疼痛暴发的自我护理知识和技巧,鼓励并指导病人填写疼痛日记,交代按时复诊。对需要随访服务的疼痛病人,建立随访信息并定期随访。

第六章 病情观察及危重症病人的管理

病情观察是医护人员对病人的病史和现状进行全面系统了解,对病情做出综合判断的过程,是医务人员临床工作的重要内容之一。及时、准确、全面的病情观察可以为诊断、治疗、预防并发症以及护理提供必要的临床依据。

危重症病人的特点是病情严重、病情变化快,随时可能出现危及生命的征象。在护理和抢救危重症病人的过程中,要求护士必须准确地掌握心肺复苏、吸氧、吸痰、洗胃、自动体外除颤器等基本抢救技术,以及准确、及时进行病情观察和评估的技能。熟悉抢救的基本流程,与医疗团队配合保证抢救工作有效地进行。

第一节 病情观察

观察是对事物、现象进行仔细查看的过程,是一项系统工程,对病人的观察,应从症状到体征,从生理到精神、心理的全面细致的观察,并且应该贯穿于病人疾病过程的始终。

一、病情观察的概念及意义

病情观察,即医务人员在工作中运用视觉、听觉、嗅觉、触觉等感觉器官及辅助工具来获得病人信息的过程。医务人员对病人的病情观察是一种有意识的、审慎的、连续的过程。因此,需要对从事病情观察的医务人员进行相关的专业性的培训,以保证病情观察及时、全面、系统、准确,为病人的诊疗提供科学依据,促进病人尽快康复。

临床工作中对病人病情观察的主要意义包括以下几个方面：①可以为疾病的诊断、治疗和护理提供基本的临床资料和准确的数据，成为临床决策的依据；②可以有助于判断疾病的发展趋向和转归；③可以及时了解治疗效果和用药后的反应；④可以有助于及时发现危重症病人病情变化的征象等，以便采取有效措施及时处理，防止病情恶化，挽救病人生命。

二、护士应具备的条件

在病情观察中要求医务人员做到：既有重点，又要认真全面；既要细致，又要准确及时；护士在对病人的病情观察中要求具有去伪存真、详细分析、反复印证的能力，以便排除干扰，获取正确结果；同时应认真记录观察的内容。因此，护士必须具备一定的医学知识，严谨的工作作风，一丝不苟、高度负责的责任心及敏锐的观察力，要做到"五勤"，即勤巡视、勤观察、勤询问、勤思考、勤记录。通过有目的、有计划认真仔细的观察，及时、准确地掌握和预见病情变化，为危重病人的抢救赢得时间。

三、病情观察的方法

在对病人的病情进行观察时，护士可以运用各种感觉器官，以达到全面准确收集病人资料的目的。此外，护士还可以利用相应的辅助仪器，监测病人病情变化的指标。

1. 视诊

是最基本的检查方法之一，即用视觉来观察病人全身和局部状态的检查方法。视诊可以观察到病人全身的状态，如年龄、性别、营养状况等；从病人入院直至出院，通过连续或间断的观察，可以了解病人的意识状态，面部表情，姿势体位，肢体活动情况，皮肤、呼吸、循环状况，分泌物、排泄物的性状、数量以及病人与疾病相关的症状、体征等一系列情况，并随时注意观察病人的反应及病情变化,以便及时调整观察的重点。

2. 听诊

是利用耳直接或借助听诊器或其他仪器听取病人身体各个部分发出的声音,分析判断声音所代表的不同含义。通过耳可以直接听到病人发出的声音,如听到咳嗽,可以通过咳嗽的不同声音、音调、发生持续的时间,剧烈的程度以及声音的改变来分析病人疾病的状态。借助听诊器可以听到病人的心音、心率、呼吸音、肠鸣音等。

3. 触诊

是通过手的感觉来感知病人身体某部位有无异常的检查方法。例如用触诊来了解所触及体表的温度、湿度、弹性、光滑度、柔软度及脏器的外形、大小、软硬度、移动度和波动感等。

4. 叩诊

是指通过手指叩击或手掌拍击被检查部位体表,使之震动而产生音响,根据所感到的震动和所听到的音响特点来了解被检查部位脏器的大小、形状、位置及密度,如确定肺下界、心界大小、有无腹水及腹水的量等。

5. 嗅诊

是指利用嗅觉来辨别病人的各种气味,判断与其健康状况关系的一种检查方法。病人的气味可以来自皮肤、黏膜、呼吸道、胃肠道以及分泌物、呕吐物、排泄物等。

对病人病情的观察除了以上常用的5种方法外,还可以通过与医生、家属、亲友的交流、床边和书面交接班、阅读病历、检验报告、会诊报告及其他相关资料,获取有关病情的信息,达到对病人疾病全面、细致观察的目的。

四、病情观察的内容

(一)一般情况的观察

1. 发育与体型

发育状态通常以年龄与智力、体格成长状态(如身高、体重及第二性征)之间的关系来进行综合判断。成人发育正常状态的判断指标常包括:头部的长度为身高的 1/8~1/7;胸围约为身高的 1/2;双上肢展开的长度约等于身高;坐高约等于下肢的长度。体型是身体各部发育的外观表现,包括骨骼、肌肉的成长与脂肪分布的状态等。临床上把成人的体型分为三种:①均称型(正力型):即身体各部分匀称适中。②瘦长型(无力型):身体瘦长,颈长肩窄,胸廓扁平,腹上角<90°。③矮胖型(超力型):身短粗壮,颈粗肩宽,胸廓宽厚,腹上角>90°。

2. 饮食与营养状态

饮食在疾病治疗中占重要地位,并在对疾病的诊断、治疗中发挥一定作用。因此应注意观察病人的食欲、食量、进食后反应、饮食习惯,有无特殊嗜好或偏食等情况。营养状态通常可根据皮肤的光泽度、弹性,毛发指甲的润泽程度,皮下脂肪的丰满程度,肌肉的发育状况等综合判断。营养状态与食物的摄入、消化、吸收和代谢等因素有关,是判断机体健康状况、疾病程度以及转归的重要指标之一。

3. 面容与表情

疾病及情绪变化可引起面容与表情的变化。一般情况下,健康的人表情自然、大方,神态安逸。患病后,通常可表现为痛苦、忧虑、疲惫或烦躁等面容与表情。某些疾病发展到一定程度时,可出现特征性的面容与表情。临床上常见的典型面容包括:①急性病容;表现为表情痛苦、面颊潮红、呼吸急促、鼻翼扇动、口唇疱疹等,一般见于急性感染性疾病,如肺炎球菌肺炎的病人。②慢性病容:

表现为面色苍白或灰暗,面容憔悴,目光暗淡、消瘦无力等,常见于慢性消耗性疾病,如恶性肿瘤、肝硬化、严重结核病等病人。③二尖瓣面容:表现为双颊紫红,口唇发绀,一般见于风湿性心脏病病人。④贫血面容:表现为面色苍白,唇舌及结膜色淡,表情疲惫乏力,见于各种类型的贫血病人。除了以上这四种典型面容外,临床上还有甲状腺功能亢进面容、满月面容、脱水面容以及面具面容等。

4. 体位

是指身体在休息时所处的状态。临床常见体位有:自主体位、被动体位、强迫体位。病人的体位与疾病有着密切的联系,不同的疾病可使病人采取不同的体位,有时对某些疾病的诊断具有一定意义。如:昏迷或极度衰竭的病人,由于不能自行调整或变换肢体的位置,呈被动卧位;胆石症、肠绞痛的病人,在腹痛发作时,常辗转反侧,坐卧不宁,病人常常采用强迫体位。

5. 姿势与步态

姿势即指一个人的举止状态,依靠骨骼、肌肉的紧张度来保持,并受健康状态及精神状态的影响。健康成人躯干端正,肢体动作灵活自如。患病时可以出现特殊的姿势,如腹痛时病人常捧腹而行,腰部扭伤身体的活动度受限,病人保持特定的姿势。步态是指一个人走动时所表现的姿态,年龄、是否受过训练等因素会影响一个人的步态。常见的异常步态有:蹒跚步态(鸭步)、醉酒步态、共济失调步态、慌张步态、剪刀步态、间歇性跛行和保护性跛行等。

6. 皮肤与黏膜

皮肤、黏膜常可反映某些全身疾病的情况。主要应观察其颜色、温度、湿度、弹性及有无出血、水肿、皮疹、皮下结节、囊肿等情况。如贫血病人,其口唇、结膜、指甲苍白;肺心病、心力衰竭等缺氧病人,其口唇、面颊、鼻尖等部位发绀;热性病皮肤发红;休克病人皮肤湿冷;严重脱水、甲状腺功能减退者,皮肤弹性差;心源性水肿,可表现为下肢和全身水肿;肾性水肿,多于晨起眼睑、颜面水肿。

(二)生命体征的观察

生命体征的观察贯穿于对病人护理的全过程,在病人病情观察中占据重要的地位。体温、脉搏、呼吸、血压均受大脑皮层的控制和神经、体液的调节,保持其相对恒定。当机体患病时,生命体征变化最为敏感,若体温不升多见于大出血休克病人;体温过高排除感染因素外,夏季应考虑是否因中暑所致;脉搏节律改变多为严重心脏病、药物中毒、电解质紊乱等原因所致;出现周期性呼吸困难多为呼吸中枢兴奋性降低引起;收缩压、舒张压持续升高,应警惕发生高血压危象。

(三)意识状态的观察

意识状态是大脑功能活动的综合表现,是对环境的知觉状态。正常人应表现为意识清晰,反应敏捷、准确,语言流畅、准确,思维合理,情感活动正常,对时间、地点、人物的判断力和定向力正常。意识障碍是指个体对外界环境刺激缺乏正常反应的一种精神状态。任何原因引起大脑高级神经中枢功能损害时,都可出现意识障碍。表现为对自身及外界环境的认识及记忆、思维、定向力、知觉、情感等精神活动的不同程度的异常改变。意识障碍一般可分为:

1. 嗜睡

是最轻度的意识障碍。病人处于持续睡眠状态,但能被言语或轻度刺激唤醒,醒后能正确、简单而缓慢地回答问题,但反应迟钝,刺激去除后又很快入睡。

2. 意识模糊

其程度较嗜睡深,表现为思维和语言不连贯,对时间、地点、人物的定向力完全或部分发生障碍,可有错觉、幻觉、躁动不安、谵语或精神错乱。

3. 昏睡

病人处于熟睡状态,不易唤醒。压迫眶上神经、摇动身体等强刺激可被唤醒,醒后答话含糊或答非所问,停止刺激后即又进入熟睡状态。

4. 昏迷

是最严重的意识障碍,表现为意识持续的中断或完全丧失,按其程度可分为:①轻度昏迷:意识大部分丧失,无自主运动,对声、光刺激无反应,对疼痛刺激(如压迫眶上缘)可有痛苦表情及躲避反应。瞳孔对光反射、角膜反射、眼球运动、吞咽反射、咳嗽反射等可存在。②中度昏迷:对周围事物及各种刺激均无反应,对于剧烈刺激可出现防御反射。角膜反射减弱,瞳孔对光反射迟钝,眼球无转动。③深度昏迷:全身肌肉松弛,对各种刺激均无反应。深、浅反射均消失。

护士对意识状态的观察,可根据病人的语言反应,了解其思维、反应、情感活动、定向力等,必要时可通过一些神经反射,如观察瞳孔对光反应、角膜反射、对强刺激(如疼痛)的反应、肢体活动等来判断其有无意识障碍,以及意识障碍程度。临床上还可以使用量表进行评估,常用的如格拉斯哥昏迷评分量表(glasgow coma scale,GCS),对病人的意识障碍及其严重程度进行观察与测定。GCS包括睁眼反应、语言反应、运动反应3个子项目,使用时分别测量3个子项目并计分,然后再将各个项目的分值相加求其总和,即可得到病人意识障碍程度的客观评分,见表6-1。GCS量表总分范围为3~15分,15分表示意识清醒。按意识障碍的差异分为轻、中、重三度,轻度13~14分,中度9~12分,重度3~8分,低于8分者为昏迷,低于3分者为深昏迷或脑死亡。在对意识障碍病人进行观察时,同时还应对伴随症状与生命体征、营养、大小便、水电解质、活动和睡眠、血气分析值的变化进行观察。

表 6-1　Glasgow 昏迷量表

子项目	条目状态	分数
睁眼反应	自发性的睁眼反应	4
	声音刺激有睁眼反应	3
	疼痛刺激有睁眼反应	2
	任何刺激均无睁眼反应	1
语言反应	对人物、时间、地点等定向问题清楚	5
	对话混淆不清,不能准确回答有关人物、时间、地点等定向问题	4
	言语不流利,但字意可辨	3
	言语模糊不清,字意难辨	2
	任何刺激均无语言反应	1
运动反应	可按指令动作	6
	能确定疼痛部位	5
	对疼痛刺激有肢体退缩反应	4
	疼痛刺激时肢体过屈(去皮质强直)	3
	疼痛刺激时肢体过伸(去大脑强直)	2
	疼痛刺激时无反应	1

(四)瞳孔的观察

瞳孔的变化是许多疾病,尤其是颅内疾病、药物中毒、昏迷等病情变化的一个重要指征。观察瞳孔要注意两侧瞳孔的形状、对称性、边缘、大小及对光反应。

1.形状、大小和对称性

正常瞳孔呈圆形,位置居中,边缘整齐,两侧等大等圆。瞳孔的形状改变常可因眼科疾病引起。如瞳孔呈椭圆形并伴散大，常见于青光眼等；呈不规则形，常见于虹膜粘连。在自然光线下，正常瞳孔直径为2~5 mm，调节反射两侧相等。病理情况下，瞳孔的大小可出现变化：①缩小：瞳孔缩小是指直径小于2 mm，如果瞳孔直径小于1 mm称为针尖样瞳孔；单侧瞳孔缩小常提示同侧小脑幕裂孔疝早期；双侧瞳孔缩小，常见于有机磷农药、氯丙嗪、吗啡等中毒；②变大：瞳孔散大是指瞳孔直径大于5 mm。一侧瞳孔扩大、固定，常提示同侧颅内病变（如颅内血肿、脑肿瘤等）所致的小脑幕裂孔疝的发生；双侧瞳孔散大，常见于颅内压增高、颅脑损伤、颠茄类药物中毒及濒死状态。

2. 对光反应

正常瞳孔对光反应灵敏，并于光亮处瞳孔收缩，昏暗处瞳孔扩大。当瞳孔大小不随光线刺激而变化时，称瞳孔对光反应消失，常见于危重或深昏迷病人。

(五) 心理状态的观察

病人的心理状态是一般心理状态和患病时特殊心理状态的整合，如一般心理状态中的注意力、情绪、认知、动机和意志状态，与患病的适应状态的统一。因此应从病人对健康的理解、对疾病的认识、处理和解决问题的能力、对疾病和住院的反应、价值观、信念等方面来观察其语言和非语言行为、思维能力、认知能力、情绪状态、感知情况等是否处于正常状态，是否出现记忆力减退，思维混乱，反应迟钝，语言、行为异常等情况及有无焦虑、恐惧、绝望、忧郁等情绪反应。

(六) 特殊检查或药物治疗的观察

1. 特殊检查和治疗后的观察

在临床实际工作中，会对未明确诊断的病人，进行一些常规和特殊专科检查，如冠状动脉造影、胆囊造影、胃镜、腹腔镜检查、腰穿、胸穿、腹穿和骨穿等。这些检查均会对病人产生不同程度的创伤，护士应重点了解其注意事项，观察生命体征、倾听病人的主诉,防止并发症的发生。如冠状动脉造影后应根据采用的方法对病人的局部止血情况进行观察。由于治疗的需要,病人可能应用引流,应注意观察引流液的性质、颜色、量等;观察引流管是否通畅,有无扭曲、受压、引流不畅的现象,引流袋(瓶)的位置等;锁骨下静脉穿刺后的病人,应注意有无胸闷或呼吸困难;吸氧病人观察缺氧症状有无改善等。

2. 特殊药物治疗病人的观察

药物治疗是临床最常用的治疗方法。护士应注意观察其疗效、副作用及毒性反应。如服用降压药的病人应注意血压的变化;应用止痛药应注意病人疼痛的规律和性质,用药后的效果;如果药物具有成瘾性还应注意使用的间隔等。

(七)其他方面的观察

对病人除了以上的观察内容外,还应该注意观察病人的睡眠情况(详见第七章第一节)以及病人的自理能力。了解病人的自理能力可以有助于护士对病人进行有针对性的护理,同时协助分析病人疾病的状况。可以通过量表的测定来确定病人的自理能力,如用日常生活活动(ADL)能力量表可评定病人生活自理能力,包括生活料理、生活工具使用等。用总的生活能力状态(TLS)评定病人的病残程度。

第二节 危重症病人的管理

危重症病人是指那些病情严重,随时可发生生命危险的病人。这些病人通常患有多脏器功能不全,病情重而且复杂,病情变化快,随时会有生命危险,故而需要严密的、连续的病情观察和全面的监护与治疗。对危重症病人的抢救是医疗、护理的重要任务之一,因此必须做好全面、充分的准备工作,并且需要常备不懈,只有这样才能在遇有急危重病人时,全力以赴,及时地进行抢救,以挽救病人的生命。

急症抢救和重症监护是抢救危重症病人两个主要环节。急救医学的任务及工作重点在于现场抢救、运送病人及医院内急诊三部分。重症监护主要以重症监护病房为工作场所,接受由急诊科和院内有关科室转来的危重病人。系统化、科学化的管理是保证成功抢救危重症病人的必要条件之一。本节重点介绍一些医院抢救工作的组织管理。

一、抢救工作的组织管理与抢救设备管理

(一)抢救工作的组织管理

抢救工作也是一项系统化的工程,对抢救工作的组织管理是使抢救工作及时、准确、有效进行的保证。

1. 建立责任明确的系统组织结构

在接到抢救任务时,应立即指定抢救负责人,组成抢救小组,一般可分为全院性和科室(病区)性抢救两种。全院性抢救常用于大型灾难等突发情况,由院长(医疗院长)组织实施,各科室均参与抢救工作。科室内的抢救一般由科主任、护士长负责组织实施,各级医务人员必须听从指挥,在抢救过程中态度要严肃、认真,动作迅速准确,既要分工明确,又要密切配合。抢救时护士可在医生未到之前,根据病情需要,予以适当、及时的紧急处理,如止血、吸氧、吸痰、人工呼吸、胸外心脏按压、建立静脉通道等。

2. 制定抢救方案

根据病人情况,制订方案,护士应参与抢救方案的制订,使危重症病人能及时、迅速得到抢救。护士应根据病人的情况和抢救方案制订出抢救护理计划,明确护理诊断与预期目标,确定护理措施,解决病人现存的或潜在的健康问题。

3. 做好核对工作

各种急救药物须经两人核对,核对正确方可使用。执行口头医嘱时,须向医生复述一遍,双方确认无误后方可执行,抢救完毕需及时由医生补写医嘱和处方。抢救中各种药物的空安瓿、输液空瓶、输血空瓶(袋)等应集中放置,以便统计和查对。

4. 及时、准确做好各项记录

一切抢救工作均应做好记录,要求字迹清晰、及时准确、详细全面,且注明执行时间与执行者。做好交接班工作,保证抢救和护理措施的落实。

5. 医护密切配合

安排护士参加医生组织的查房、会诊、病例讨论,使其熟悉危重症病人的病情、重点监测项目及抢救过程,做到心中有数、配合恰当。

6. 抢救室内抢救器械和药品管理

严格执行"五定"制度,即定数量、定点安置、定专人管理、定期消毒灭菌、定期检查维修,保证抢救时使用;室内物品一律不得外借,值班护士班班交接,并做记录。护士还应熟悉抢救器械的性能和使用方法,并能排除一般故障,保证急救物品完好率。

7. 抢救用物的日常维护

抢救用物使用后,要及时清理,归还原处,并及时补充,要保持清洁、整齐。如抢救传染病病人,应按传染病要求进行消毒、处理,严格控制交叉感染。

(二)抢救设备管理

急诊室和病区均应设单独抢救室。病区抢救室宜设在靠近护士办公室的房间内。要求宽敞、整洁、安静、光线充足。室内应备有"五机"(心电图机、洗胃机、呼吸机、除颤仪、吸引器)、"八包"(腰穿包、心穿包、胸穿包、腹穿包、静脉切开包、气管切开包、缝合包、导尿包)以及各种急救药品及抢救床。在抢救室内应设计环形输液轨道及各种急救设备。

1. 抢救床

最好为多功能床,必要时另备木板一块,以备在做胸外心脏按压时使用。

2. 抢救车

应按照要求配置各种常用急救药品(表6-2)、急救用无菌物品以及其他急救用物。如各种无菌急救包("八包")、各种注射器及针头、输液器及输液针头、输血器及输血针头、开口器、压舌板、舌钳、牙垫、各种型号的医用橡胶手套、各种型号及用途的橡胶或硅胶导管、无菌治疗巾、无菌敷料、皮肤消毒用物等。其他非无菌用物,如治疗盘、血压计、听诊器、手电筒、止血带、玻璃接头、夹板、宽胶布、火柴、酒精灯、多头电源插座等。

表6-2 常用急救药品

常用药物名称
利多卡因、阿托品、肾上腺素洛贝林、尼可刹米(可拉明)、二甲弗林(回苏灵)
多巴胺、呋塞米(速尿)
毛花苷丙(西地兰)、硝酸甘油、硝普钠
盐酸胺碘酮片(可达龙)、普罗帕酮(心律平)
氨茶碱
垂体后叶素、维生素K
哌替啶、地西泮、异戊巴比妥钠、苯巴比妥钠、咪达挫企(力月西)、氯丙嗪、硫酸镁
异丙嗪、苯海拉明
氢化可的松、地塞米松、可的松
20%甘露醇、25%山梨醇、呋塞米、依他尼酸
碘解磷定、氯解磷定、硫代硫酸钠、乙酰胺

3. 急救器械

应保证各种急救器械的完好,包括给氧系统(氧气筒和/或给氧装置或中心供氧系统、加压给氧设备)、电动吸引器或中心负压吸引装置,电除颤仪、心脏起搏器、心电监护仪、简易呼吸器、呼吸机、电动洗胃机等。

二、危重症病人的护理

对于危重症病人的护理,护士不仅要注重高技术性的护理,同时也不能忽视病人的基础生理需要,它是危重病护理的重要工作内容之一,其目的是满足病人的基本生理功能、基本生活需要、舒适安全的需求,预防压疮、坠积性肺炎、失用性萎缩、退化及静脉血栓形成等并发症的发生。护士应全面、仔细、缜密地观察病情,判断疾病转归。必要时设专人护理,并于护理记录单上详细记录观察结果、治疗经过、护理措施,以供医护人员进一步诊疗、护理时做参考。

(一)危重症病人的病情监测

危重症病人由于病情危重、病情变化快,因此对其各系统功能进行持续监测可以动态了解病人整体状态、疾病危险程度以及各系统脏器的损害程度,对及时发现病情变化、及时诊断和抢救处理极为重要。危重症病人病情监测的内容较多,最基本的是中枢神经系统、循环系统、呼吸系统、肾功能及体温的监测。

1. 中枢神经系统监测

包括意识水平监测、电生理监测如脑电图、影像学监测如 CT 与 MRI、颅内压测定和脑死亡的判定等。

2. 循环系统监测

包括心率、心律、无创和有创动脉血压、心电功能和血流动力功能监测如中心静脉压、肺动脉压、肺动脉楔压、心排量及心脏指数等。

3. 呼吸系统监测

包括呼吸运动、频率、节律、呼吸音、潮气量、无效腔量、呼气压力测定、肺胸顺应性监测；痰液的性质、量、痰培养的结果；血气分析。其中血气分析是较重要的监测手段之一，护士应了解其各项指标的正常值及其意义。

4. 肾功能监测

肾脏是调节体液的重要器官，它负责保留体内所需物质、排泄代谢产物、维持水电解质平衡及细胞内外渗透压平衡，同时它也是最易受损的器官之一，因而对其功能的监测有重要意义。包括尿量，血、尿钠浓度，血、尿的尿素氮，血尿肌酐、血肌酐清除率测定等。

5. 体温监测

是一项简便易行、反映病情缓解或恶化的可靠指标，也是代谢率的指标。正常人体温较恒定，当代谢旺盛、感染、创伤、手术后体温多有升高，而极重度或临终病人体温反而下降。

目前临床上重症监护病房中对危重症病人可以依据"急性生理学及慢性健康状况评分系统(APACHE)"进行病情评定和病死率的预测，并可以客观地制订和修正医疗护理计划，为提高医疗质量、合理利用医疗资源以及确定最佳出院时机或选择治疗的时间，提供了客观、科学的依据。APACHE Ⅱ 分为：A 为"年龄"，B 为"有严重器官系统功能不全或免疫损害"，C 为"GCS"，D 为生理指标，APACHE Ⅱ 总分 A+B+C+D。

(二)保持呼吸道通畅

清醒病人应鼓励其定时做深呼吸或轻拍背部，以助分泌物咳出。昏迷病人常因咳嗽、吞咽反射减弱或消失，呼吸道分泌物及唾液等积聚喉头，而引起呼吸困难甚至窒息，故应使病人头偏向一侧，及时吸出呼吸道分泌物，保持呼吸道通畅。并通过呼吸咳嗽训练、肺部物理治疗、吸痰等，预防分泌物淤积、坠积性肺炎及肺不张等。

(三)加强临床基础护理

1. 维持清洁

(1)眼部护理:对眼睑不能自行闭合者应注意眼睛护理,可涂眼药膏或覆盖油性纱布,以防角膜干燥而致溃疡、结膜炎。

(2)口腔护理:保持口腔卫生,增进食欲。对不能经口腔进食者,更应做好口腔护理,防止发生口腔炎症、口腔溃疡、腮腺炎、中耳炎、口臭等。

(3)皮肤护理:危重症病人由于长期卧床、大小便失禁、大量出汗、营养不良及应激等因素,有发生压疮的危险。故应加强皮肤护理,做到"六勤一注意",即:勤观察、勤翻身、勤擦洗、勤按摩、勤更换、勤整理,注意交接班。

2. 协助活动

病情平稳时,应尽早协助病人进行被动肢体运动,每天2~3次,轮流将病人的肢体进行伸屈、内收、外展、内旋、外旋等活动,并同时作按摩,以促进血液循环,增加肌肉张力,帮助恢复功能,预防肌腱、韧带退化、肌肉萎缩、关节僵直、静脉血栓形成和足下垂的发生。

3. 补充营养和水分

危重症病人机体分解代谢增强,消耗大,对营养物质的需要量增加,而病人多胃纳不佳,消化功能减退,为保证病人有足够营养和水分,维持体液平衡,应设法增加病人饮食,并协助自理缺陷的病人进食,对不能进食者,可采用鼻饲或完全胃肠外营养。对大量引流或额外体液丧失等水分丢失较多的病人,应注意补充足够的水分。

4. 维持排泄功能

协助病人大小便,必要时给予人工通便及在无菌操作下行导尿术。留置尿管者执行尿管护理常规。

5. 保持导管通畅

危重症病人身上有时会有多根引流管,应注意妥善固定、安全放置,防止扭曲、受压、堵塞、脱落,保持其通畅,发挥其应有的作用。同时注意严格执行无菌操作技术,防止逆行感染。

6. 确保病人安全

对谵妄、躁动和意识障碍的病人,要注意安全,合理使用保护具;防止意外发生。牙关紧闭、抽搐的病人,可用牙垫、开口器,防止舌咬伤,同时室内光线宜暗,工作人员动作要轻,避免因外界刺激而引起抽搐。准确执行医嘱,确保病人的医疗安全。

(四)危重症病人的心理护理

在对危重症病人进行抢救的过程中,由于各种因素的影响,会导致病人产生极大的心理压力。这些因素包括:①病情危重而产生对死亡的恐惧;②突然在短时间内丧失对周围环境和个人身体功能的控制,完全依赖于他人;③不断地进行身体检查,甚至触及身体隐私部分;④突然置身于一个完全陌生的环境;⑤治疗仪器所产生的声音、影像、灯光等对病人的刺激;⑥因气管插管和呼吸机治疗而引起的沟通障碍等。病人的家人也会因自己所爱的人的生命受到威胁而经历一系列心理应激反应,因而,心理护理是护士的重要职责之一。护士应做到:

1. 表现出对病人的关心、同情、尊重和接受。态度要和蔼、宽容、诚恳。

2. 在任何操作前向病人做简单、清晰的解释。语言应精练、贴切、易于理解;举止应沉着、稳重;操作应娴熟认真、一丝不苟,给病人充分的信赖感和安全感。

3. 保证与病人有效沟通,对因人工气道或呼吸机治疗而出现语言沟通障碍者,应与病人建立其他有效的沟通方式,保证与病人的有效沟通。鼓励病人表达他的感受,并让病人了解自己的病情和治疗情况。

4.鼓励病人参与自我护理活动和治疗方法的选择。

5.尽可能多地采取"治疗性触摸"。这种触摸可以引起病人注意,传递关心、支持或接受的信息给病人,可以帮助病人指明疼痛部位确认他们身体一部分的完整性和感觉的存在。

6.鼓励家属及亲友探视病人,与病人沟通,向病人传递爱、关心与支持。减少环境因素刺激,病室光线宜柔和,夜间减低灯光亮度,使病人有昼夜差别感,防止睡眠剥夺。病室内应安静,尽量降低各种机器发出的噪声,工作人员应做到"四轻",即说话轻、走路轻、操作轻、关门轻。在病室内适当位置悬挂时钟,令病人有时间概念;在操作检查治疗时使用床帘,注意保护病人隐私。

第三节 常用急救技术

急救的最基本目的就是挽救生命,护士对临床常用急救技术掌握的程度可以直接影响到对急危重病人抢救方案的实施,以及抢救的成败。因此护士必须掌握必要的急救知识与技能。本节主要介绍心肺复苏术、洗胃法和人工呼吸器。

一、心肺复苏技术

(一)概述

心肺复苏是对由于外伤、疾病、中毒、意外低温、淹溺和电击等各种原因,导致呼吸停止、心跳停搏,必须紧急采取重建和促进心脏、呼吸有效功能恢复的一系列措施。

基础生命支持技术又称为现场急救,是指在事发的现场,对病人实施及时、有效的初步救护,是指专业或非专业人员进行徒手抢救。一旦有意外发生时,可立即做出正确的判断与处理,为急救赢得时间,为病人的进一步治疗奠定基础。在 2015 年的国际心肺复苏指南中将 AHA 成人生命链分为了院内救治体系和院外救治体系。院外心脏骤停的病人将依赖社区获得救助,非专业救护人员必须识别出心脏骤停、进行呼救、开始心肺复苏并给予除颤,直到专业团队接手;院内心脏骤停的病人依赖于专门的监控系统来预防心脏骤停,一旦发生,应立即启动多学科团队的救治,实施高质量的心肺复苏。

(二)呼吸心脏骤停的原因及临床表现

1. 原因

(1)意外事件:如遭遇雷击、电击、溺水、自缢、窒息等。

(2)器质性心脏病:如急性广泛性心肌梗死、急性心肌炎等均可导致室速、室颤、Ⅲ度房室传导阻滞的形成而致心脏停搏。

(3)神经系统病变:如脑炎、脑血管意外、脑部外伤等疾病致脑水肿、颅内压增高,严重者可因脑疝发生损害生命中枢致心搏呼吸停止。

(4)手术和麻醉意外:如麻醉药剂量过大、给药途径有误、术中气管插管不当、心脏手术或术中出血过多致休克等。

(5)水电解质及酸碱平衡紊乱:严重的高血钾和低血钾均可引起心脏骤停;严重的酸碱中毒,可通过血钾的改变最终导致心搏停止。

(6)药物中毒或过敏:如洋地黄类药物中毒、安眠药中毒、化学农药中毒、青霉素过敏等。

2. 临床表现

(1)突然面色死灰、意识丧失:轻摇或轻拍并大声呼叫,观察是否有反应,如确无反应,说明病人意识丧失。

(2)大动脉搏动消失:因颈动脉表浅,且颈部易暴露,一般作为判断的首选部位。颈动脉位于气管与胸锁乳突肌之间,可用示指、中指指端先触及气管正中,男性可先触及喉结,然后滑向颈外侧气管与肌群之间的沟内,触摸有无搏动。其次选股动脉。股动脉位于股三角区,可于腹股沟韧带稍下方触摸有无搏动。由于动脉搏动可能缓慢、不规律,或微弱不易触及,因此,触摸脉搏一般 5～10 秒。确认摸不到颈动脉或股动脉搏动,即可确定心脏骤停。应注意如对尚有心跳的病人进行胸外心脏按压,会导致严重的并发症。

(3)呼吸停止:应在保持气道开放的情况下进行判断。可通过听有无呼气声或用面颊部靠近病人的口鼻部感觉有无气体逸出,脸转向病人观察胸腹部有无起伏。

(4)瞳孔散大:须注意循环完全停止后超过 1 分钟后才会出现瞳孔散大,且有些病人可始终无瞳孔散大现象,同时药物对瞳孔的改变也有一定影响。

(5)皮肤苍白或发绀:一般以口唇和指甲等末梢处最明显。

(6)心尖搏动及心音消失:听诊无心音。心电图表现为心室颤动或心室停顿,偶尔呈缓慢而无效的心室自主节律(心电—机械分离)。

(7)伤口不出血。

心脏骤停时虽可出现上述多种临床表现,但其中以意识突然丧失和大动脉搏动消失这两项最为重要,故仅凭这两项即可做出心脏骤停的判断,并立即开始实施 BLS 技术。由于 BLS 技术的实施要求必须分秒必争,因此,在临床工作中不能等心脏骤停的各种表现均出现后再行诊断。一定注意不要因听心音、测血压、做心电图而延误宝贵的抢救时间。

(三)心肺复苏术

【目的】

1.通过实施基础生命支持技术,建立病人的循环、呼吸功能。

2.保证重要脏器的血液供应,尽快促进心跳、呼吸功能的恢复。

【操作步骤】

步骤	要点与说明
1. 确认现场安全 2. 识别心脏骤停	● 确保现场对施救者和病人均是安全的
双手轻拍病人,并在病人耳边大声呼唤,无呼吸或仅有喘息,10秒内可同时检查呼吸和脉搏	● 检查病人有无反应 ● 即呼吸不正常 ● 触摸脉搏一般不少于5秒,不多于10秒
3. 启动应急反应系统	
呼叫旁人帮忙/(如果适用)通过移动通讯设备	● 如在院内第一时间启动院内应急系统;自取或请他人取得AED及急救设备
4. 启动复苏 (1)如没有正常呼吸,有脉搏,给予人工呼吸,每5~6秒1次呼吸,或每分钟10~12次	● 如果2分钟后,仍未启动应急反应系统,则启动 ● 继续人工呼吸:约每两分钟检查一次脉搏,如果没有脉搏,开始心肺复苏
(2)没有呼吸(或仅有喘息)无脉搏,启动心肺复苏	
5. 摆放体位 仰卧位于硬板床或地上,如是卧于软床上的病人,其肩背下需垫心脏按压板,去枕、头后仰	● 注意避免随意移动病人;该体位有助于胸外心脏的有效性;避免误吸,有助于呼吸
6. 解开衣领口、领带、围巾及腰带	
7. 胸外心脏按压术(单人法)	
(1)抢救者站在或跪于病人一侧	

续 表

步骤	要点与说明
(2)按压部位及手法:以两乳头中点为按压点;定位手掌根部接触病人胸部皮肤,另一手搭在定位手手背上,双手重叠,十指交叉相扣,定位手的5个手指翘起(图6-1)	●间接压迫左右心室,以替代心脏的自主收缩;部位应准确,避免偏离胸骨而引起肋骨骨折
(3)按压方法:双肘关节伸直,依靠操作者的体重、肘及臂力,有节律地垂直施加压力;每次按压后迅速放松,放松时i手掌根不离开胸壁使胸廓充分回弹(图6-2)	●按压力量适度,姿势正确,两肘关节固定不动,双肩位于双手臂的正上方。施救者必须避免在按压间隙倚靠在病人身上,迅速解除压力,使胸骨自然复位
(4)按压深度:成人5~6cm(即不少于5cm,也不超过6cm),儿童、婴儿至少胸部前后径的1/3,儿童大约5cm,婴儿大约4cm	
(5)按压频率:每分钟100~120次	●按压有效性判断:①能扪及大动脉(股、颈动脉)搏动,血压维持在8 kPa(60 mmHg)以上;②口唇、面色、甲床等颜色由发绀转为红润;③室颤波由细小变为粗大,甚至恢复窦性心律;④瞳孔随之缩小,有时可有对光反应;⑤呼吸逐渐恢复;⑥昏迷变浅,出现反射或挣扎
8.人工呼吸	
(1)开放气道:清除口腔、气道内分泌物或异物,有义齿者应取下	●有利于呼吸道畅通,可在胸外心脏按压前快速进行
(2)开放气道方法	●使舌根上提,解除舌后坠保持呼吸道畅通

续 表

步骤	要点与说明
1) 仰头提颏法:抢救者一手的小鱼际置于病人前额,用力向后压使其头部后仰,另一手食指、中指置于病人的下颌骨下方,将颏部向前上抬起(图6-3)	●注意手指不要压向颏下软组织深处,以免阻塞气道
2) 仰头抬颈法:抢救者一手抬起病人颈部,另一手以小鱼际部位置于病人前额,使其头后仰,颈部上托(图6-4)	●头、颈部损伤病人禁用
3) 双下颌上提法:抢救者双肘置病人头部两侧,持双手食、中、无名指放在病人下颌角后方,向上或向后抬起下颌(图6-5)	●病人头保持正中位,不能使头后仰,不可左右扭动;适用于怀疑有颈部损伤病人
(3) 人工呼吸频率:每5~6秒1次呼吸,按压与人工呼吸的比为30:2	●给予病人足够的通气,每次须使胸廓隆起
1) 口对口人工呼吸法	●首选方法
a) 在病人口鼻盖一单层纱布/隔离膜	●为防止交叉感染
b) 抢救者用保持病人头后仰的拇指和示指捏住病人鼻孔	●可防止吹气时气体从口鼻逸出
c) 双唇包住病人口部(不留空隙),吹气,使胸廓扩张	
d) 吹气毕,松开捏鼻孔的手,抢救者头稍抬起,侧转换气,同时注意观察胸部复原情况;频率:每5~6秒钟1次呼吸(每分钟10~12次呼吸)	●病人借助肺和胸廓的自行回缩将气体排出;每次吹气时间不超过2秒钟;有效指标:病人胸部起伏,且呼气时听到或感到有气体逸出
2) 口对鼻人工呼吸法	●用于口腔严重损伤或牙关紧闭病人

续 表

步骤	要点与说明
a)用仰头抬颏法,同时抢救者用举颏的手将病人口唇闭紧	●防止吹气时气体由口唇逸出
b)深吸一口气,双唇包住病人鼻部吹气,吹气的方法同上	●同口对口人工呼吸法
c)口对口鼻人工呼吸法	●适用于婴幼儿
抢救者双唇包住病人口鼻部吹气	●防止吹气时气体由口鼻逸出;吹气时间要短,均匀缓缓吹气,防止气体进入胃部,引起胃膨胀

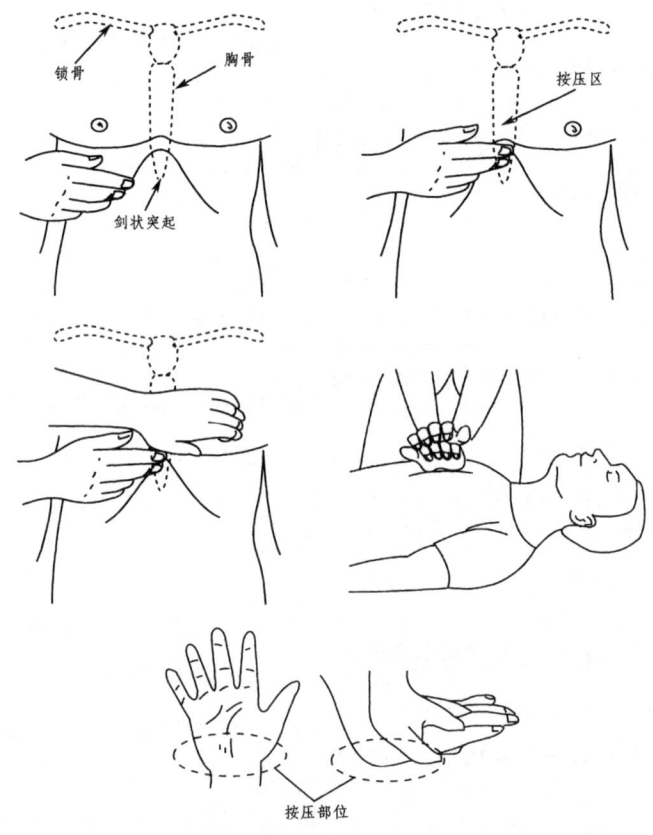

图6-1 胸外心脏按压定位方法及手法

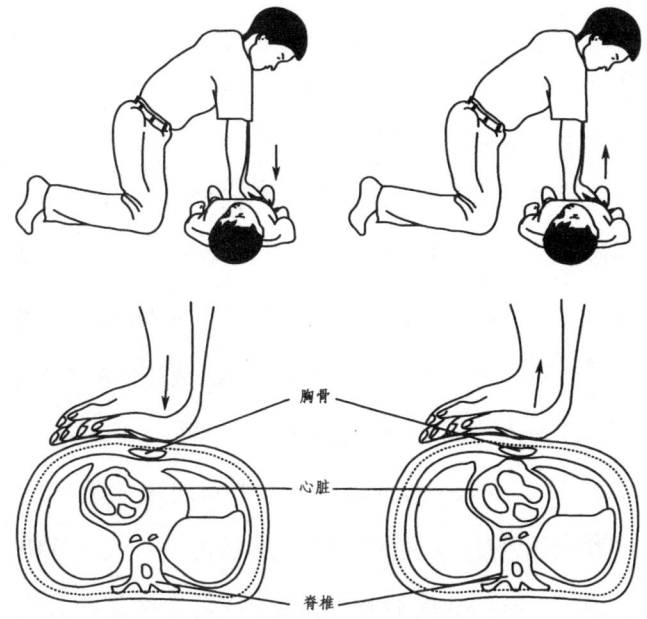

图 6-2 胸外心脏按压的姿势

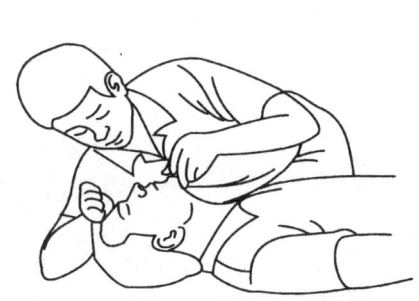

图 6-3 仰头抬颏法

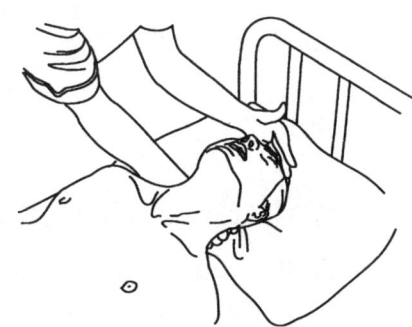

图 6-4 仰头抬颈法

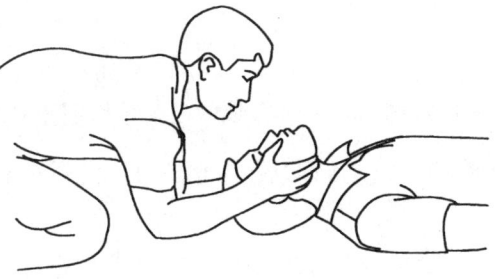

图 6-5 双下颌上提法

【注意事项】

1. 在发现无呼吸或不正常呼吸(喘息样呼吸)的心脏骤停成人病人,应立即启动紧急救护系统,立即进行 CPR。

2. 按压部位要准确,用力合适,以防止胸骨、肋骨压折。严禁按压胸骨角、剑突下及左右胸部。按压力要适度,过轻达不到效果,过重易造成肋骨骨折、血气胸、甚至肝脾破裂等。按压深度成人 5~6cm,儿童大约 5cm,婴儿 4cm,儿童和婴儿至少为胸部前后径的三分之一,并保证每次按压后胸廓回弹。姿势要正确,注意两臂伸直,两肘关节固定不动,双肩位于双手的正上方。为避免心脏按压时呕吐物逆流至气管,病人头部应适当放低并略偏向一侧。

3. 单一施救者应先开始胸外心脏按压,然后再进行人工呼吸(心肺复苏的顺序是 C-A-B),即先进行 30 次的胸外心脏按压,后做 2 次人工呼吸;尽可能减少按压中的停顿,并避免过度通气。

4. 按压的频率为 100~120 次/分。人工呼吸 10~12 次/分。

二、洗胃法

洗胃是将胃管插入病人胃内,反复注入和吸出一定量的溶液,以冲洗并排除胃内容物,减轻或避免吸收中毒的胃灌洗方法。

【目的】

1. 解毒

清除胃内毒物或刺激物,减少毒物吸收,还可利用不同灌洗液进行中和解毒,用于急性食物或药物中毒。服毒后 4~6 小时内洗胃最有效。

2. 减轻胃黏膜水肿

幽门梗阻病人饭后常有滞留现象,引起上腹胀满、不适、恶心、呕吐等症状,通过洗胃,减轻滞留物对胃黏膜的刺激,减轻胃黏膜水肿、炎症。

【操作前准备】

1. 评估病人并解释

(1)评估:病人的①年龄、病情、医疗诊断、意识状态、生命体征等;②口鼻黏膜有无损伤,有无活动义齿;③心理状态以及对洗胃的耐受能力、合作程度、知识水平、既往经验等。

(2)向病人及家属解释洗胃的目的、方法、注意事项及配合要点。

2. 病人准备

(1)了解洗胃的目的、方法、注意事项及配合要点。

(2)取舒适体位。

3. 环境准备

安静、整洁、光线明亮、温度适宜。

4. 护士准备

衣帽整洁,修剪指甲,洗手,戴口罩。

5. 用物准备

根据不同的洗胃方法进行用物准备。

(1)口服催吐法

1)治疗盘内置:量杯(或水杯)、压舌板、水温计、弯盘、防水布。

2)水桶2只:分别盛洗胃液、污水。

3)洗胃溶液:按医嘱根据毒物性质准备洗胃溶液(表6-3)。一般用量为10000~20000 mL,将洗胃溶液温度调节到25~38 ℃范围内为宜。

4)为病人准备洗漱用物(可取自病人处)。

表6-3 常用洗胃溶液

毒物种类	常用溶液	禁忌药物
酸性物	镁乳、蛋清水①、牛奶	
碱性物	5%醋酸、白蜡、蛋清水、牛奶	
氰化物	3%过氧化氢溶液②引吐,1:15000~1:20000高锰酸钾洗胃	
敌敌畏	2%~4%碳酸氢钠溶液、1%盐水、1:15000~1:20000高锰酸钾溶液	
1605、1059、4049(乐果)	2%~4%碳酸氢钠溶液	高锰酸钾③
敌百虫	1%盐水或清水,1:15000~1:20000高锰酸钾	碱性药物④
DDT(灭害灵)666	温开水或生理盐水洗胃,50%硫酸镁导泻	油性药物
酚类	50%硫酸镁导泻,温开水或植物油洗胃至无酚味为止,洗胃后多次;服用牛奶、蛋清保护胃黏膜	液体石蜡
河豚、生物碱、毒蕈	1%~3%鞣酸	
苯酚(石炭酸)	1:15000~1:20000高锰酸钾	
巴比妥类(安眠药)	1:15000~1:20000高锰酸钾,硫酸钠导泻⑤	硫酸镁
异烟肼(雷米封)	1:15000~1:20000高锰酸钾,硫酸钠导泻	
灭鼠药		
1.磷化锌	1:15000~1:20000高锰酸钾、0.5%硫酸铜洗胃、0.5%~1%硫酸:铜溶液⑥每次10 mL,每5~10分钟口服一次,配合用压舌板等刺激舌根引吐⑥	鸡蛋、牛奶、脂肪及其他油类食物⑦
2.抗凝血类(敌鼠钠等)	催吐、温水洗胃、硫酸钠导泻	碳酸氢钠溶液

续 表

毒物种类	常用溶液	禁忌药物
3.有机氟类(氟乙酰胺等)	0.2%~0.5%氯化钙或淡石灰水洗胃,硫酸钠导泻,饮用豆浆、蛋白水、牛奶等	
发芽马铃薯	1%活性炭悬浮液	

注:①蛋清水可黏附于黏膜表面或创面上,从而起到保护作用,并可减轻病人疼痛。②氧化剂可将化学性毒物氧化,改变其性能,从而减轻或去除其毒性。③1605、1509、4049(乐果)等禁用高锰酸钾洗胃,否则可氧化成毒性更强的物质。④敌百虫遇碱性药物进而分解出毒性更强的敌敌畏,其分解过程随碱性的增强和温度的升高而加速。⑤巴比妥类药物采用硫酸钠导泻,是利用其在肠道内形成的高渗透压,而阻止肠道水分和残存的巴比妥类药物的吸收,促其尽早出体外。硫酸钠对心血管和神经系统没有抑制作用,不会加重巴比妥类药物的中毒。⑥磷化锌中毒时,口服硫酸铜可使其成为无毒的磷化铜沉淀,阻止吸收,并促使其排出体外。⑦磷化锌易溶于油类物质,忌用脂肪性食物,以免促使磷的溶解吸收。

(2)洗胃机洗胃法

1)治疗盘内:无菌洗胃包(内有胃管、镊子、纱布或使用一次性胃管)、防水布、治疗巾、检验标本容器或试管、量杯、水温计、压舌板、弯盘、棉签、50 mL注射器、听诊器、手电筒、液体石蜡、胶布,必要时备张口器、牙垫、舌钳放于治疗碗内。

2)水桶2只:分别盛洗胃液、污水。

3)洗胃溶液:同口服催吐法。

4)洗胃设备:全自动洗胃机。

【操作步骤】

步骤	要点与说明
1.核对 携用物至病人床旁,核对病人床号、姓名、腕带	●确认病人
2.洗胃	
▲口服催吐法	●用于服毒量少的清醒合作者
(1)体位:协助病人取坐位	
(2)准备:围好围裙、(取下义齿)、置污物桶于病人坐位前或床旁	
(3)自饮灌洗液:指导病人每次饮液量约300~500 mL	
(4)催吐:自呕或(和)用压舌板刺激舌根催吐	
(5)结果:反复自饮→催吐,直至吐出的灌洗液澄清无味	●表示毒物已基本洗干净
▲全自动洗胃机洗胃(图6-7)	●能自动、迅速、彻底清除胃内毒物;通过自控电路的控制使电磁阀自动转换动作,分别完成向胃内冲洗药液和吸出胃内容物的过程
(1)操作前检查:通电,检查机器功能完好,并连接各种管道	

续 表

步骤	要点与说明
(2)插胃管:用液体石蜡润滑胃管前端,润滑插入长度的1/3;插入长度为前额发际至剑突的距离,由口腔插入约55~60cm,检测胃管的位置:通过三种检测方法确定胃管确实在胃内;固定:用胶布固定胃管	
(3)连接洗胃管,将已配好的洗胃液倒入水桶内,药管的另一端放入洗胃液桶内,污水管的另一端放入空水桶内,胃管的另一端与已插好的病人胃管相连,调节药量流速	●药管口必须始终浸没在洗胃液的液面下
(4)吸出胃内容物:按"手吸"键,吸出物送检;再按"自动"键,机器即开始对胃进行自动冲洗,直至洗出液澄清无味为止	●冲洗时"冲"灯亮,吸引时"吸"灯亮
3. 观察 洗胃过程中,随时注意洗出液的性质、颜色、气味、量及病人面色、脉搏、呼吸和血压的变化	●如病人有腹痛、休克、洗出液呈血性,应立即停止洗胃,采取相应的急救措施
4. 拔管 洗毕、反折胃管、拔出	●防止管内液体误入气管
5. 整理 协助病人漱口、洗脸、帮助病人取舒适卧位;整理床单位、清理用物	●促进病人舒适
6. 清洁 自动洗胃机三管(药管、胃管、污水管)同时放入清水中,按"清洗"键,清洗各管腔后,将各管同时取出,待机器内水完全排尽后,按"停机"键关机。	●以免各管道被污物堵塞或腐蚀

续表

步骤	要点与说明
7.记录 灌洗液名称、量,洗出液的颜色、气味、性质、量,病人的全身反应	●幽门梗阻病人洗胃,可在饭后4~6小时或空腹进行。记录胃内潴留量,便于了解梗阻程度;胃内潴留量=洗出量-灌入量

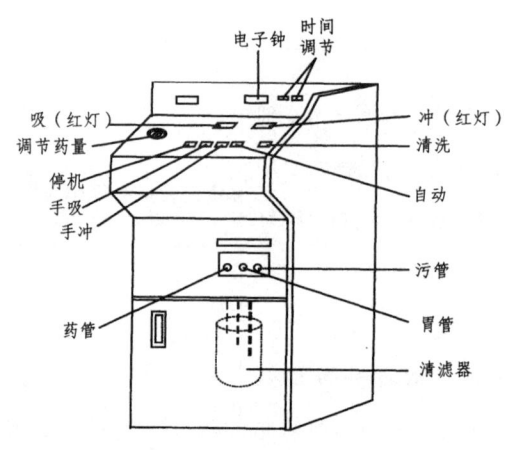

图6-7 全自动洗胃机洗胃

【注意事项】

1.首先注意了解病人中毒情况,如病人中毒的时间、途径、毒物种类、性质、量等,来院前是否呕吐。

2.准确掌握洗胃禁忌证和适应证①适应证:非腐蚀性毒物中毒,如有机磷、安眠药、重金属类、生物碱及食物中毒等。②禁忌证:强腐蚀性毒物(如强酸、强碱)中毒、肝硬化伴食管胃底静脉曲张、胸主动脉瘤、近期内有上消化道出血及胃穿孔、胃癌等。病人吞服强酸、强碱等腐蚀性药物,禁忌洗胃,以免造成穿孔。可按医嘱给予药物或迅速给予物理性对抗剂,如牛奶、豆浆、蛋清、米汤等以保护胃黏膜。上消化道溃疡、食管静脉曲张、胃癌等病人一般不洗胃,昏迷病人洗胃应谨慎。

3. 急性中毒病例,应紧急采用"口服催吐法",必要时进行洗胃,以减少中毒物的吸收。插管时,动作要轻、快,切勿损伤食管黏膜或误入气管。

4. 当中毒物质不明时,洗胃溶液可选用温开水或生理盐水。待毒物性质明确后,再采用对抗剂洗胃。

5. 洗胃过程中应随时观察病人的面色、生命体征、意识、瞳孔变化、口、鼻腔黏膜情况及口中气味等。洗胃并发症包括急性胃扩张、胃穿孔、大量低渗液洗胃致水中毒、水及电解质紊乱、酸碱平衡失调、昏迷病人误吸或过量胃内液体反流致窒息、迷走神经兴奋致反射性心脏骤停,及时观察并做好相应的急救措施,并做好记录。

6. 注意病人的心理状态、合作程度及对康复的信心。向病人讲述操作过程中可能会出现不适,如恶心等,希望得到病人的合作;告知病人和家属有误吸的可能与风险,取得理解;向其介绍洗胃后的注意事项,对自服毒物者,耐心劝导,做针对性心理护理,帮助其改变认知,要为病人保守秘密与隐私,减轻其心理负担。

7. 洗胃后注意病人胃内毒物清除状况,中毒症状有无得到缓解或控制。

三、人工呼吸器

人工呼吸器是进行人工呼吸最有效的方法之一,可通过人工或机械装置产生通气,对无呼吸病人进行强迫通气,对通气障碍的病人进行辅助呼吸,达到增加通气量,改善换气功能,减轻呼吸肌做功的目的。常用于各种原因所致的呼吸停止或呼吸衰竭的抢救及麻醉期间的呼吸管理。

【目的】

1. 维持和增加机体通气量。
2. 纠正威胁生命的低氧血症。

【操作前准备】

1.评估病人并解释

(1)评估:病人的①年龄、病情、体重、体位、意识状态等。②呼吸状况(频率、节律、深浅度)、呼吸道是否通畅,有无活动义齿等。③心理状况及配合程度。

(2)向病人及家属解释人工呼吸器使用的目的、方法、注意事项及配合要点。

2.病人准备

病人取仰卧,去枕、头后仰,如有活动义齿应取下;解开领扣、领带及腰带;清除上呼吸道分泌物或呕吐物,保持呼吸道通畅。

3.护士准备

衣帽整洁,修剪指甲,洗手,戴口罩。

4.用物准备

简易呼吸器:由呼吸囊、呼吸活瓣、面罩及衔接管组成(图6-8)。

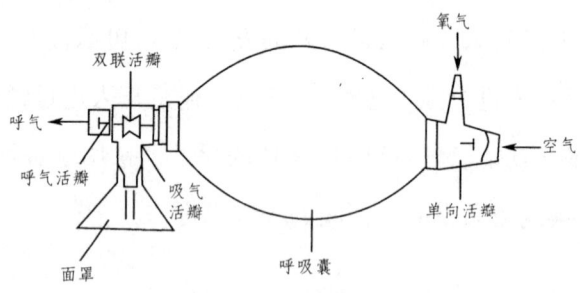

图6-8 简易人工呼吸器

【操作步骤】

步骤	要点与说明
1.核对　携用物至病人床旁,核对病人床号、姓名、腕带	●确认病人
2.使用简易呼吸器	●在未行气管插管建立紧急人工气道的情况下及辅助呼吸机突然出现故障时使用
(1)协助病人采用适当体位:抢救者站于病人头顶处,病人头后仰,托起下颌,扣紧面罩,面罩紧扣口、鼻部	●避免漏气
(2)挤压呼吸囊:有节律,一次挤压可有500 mL左右的空气进入肺内;频率保持在10次/分钟	●使空气或氧气通过吸气活瓣进入病人肺部,放松时,肺部气体随呼气活瓣排出病人若有自主呼吸,应注意与人工呼吸同步,即病人吸气初顺势挤压呼吸囊,达一定潮气量后完全松开气囊,让病人自行完成呼气动作
3.记录	
4.用物处理	
(1)做好呼吸器保养	
(2)用物消毒	

【注意事项】

1.介绍呼吸器使用的目的、方法和必要性,解除恐惧、焦虑心理。

2.做好卫生宣教工作,保持室内环境卫生。

第四节 机械通气的护理

一、机械通气患者的护理

(一)病情观察

患者在机械辅助通气期间,应注意评估机械通气效果,及时发现相关并发症的出现,提高机械通气的安全性。机械通气患者病情观察重点如下:

1. 呼吸功能 观察呼吸节律、呼吸深度,评估有无呼吸困难、人机对抗等。机械通气患者缺氧时可出现脉搏、呼吸增快,需严密观察。注意气道压力、呼出潮气量、SpO_2,评估通气和氧合状况。观察患者皮肤黏膜、口唇和甲床。二氧化碳潴留时可出现皮肤潮红、多汗和浅表静脉充盈。口唇和甲床青紫提示低氧血症。当患者病情严重必须给予高浓度氧时,应避免长时间吸入,氧浓度尽量不超过60%,同时密切观察有无氧中毒所致肺损伤出现。加强营养支持可以增强或改善呼吸肌功能。

2. 循环功能 机械通气可使胸腔内压升高,静脉回流减少,心脏前负荷降低和后负荷增加,出现心排出量降低,组织器官灌注不足,表现出低血压、心律失常、末梢循环灌注不良、尿量减少等。

3. 意识 缺氧和(或)二氧化碳潴留所致意识障碍患者,若呼吸机支持适当,患者意识状况应逐渐好转。若意识障碍程度加重应考虑呼吸机支持是否适当或患者病情发生变化。因此应严密观察患者意识状况,出现异常及时通知医生处理。

4. 血气分析 机械通气30分钟后应做动脉血气分析,以评估机械通气的效果和是否需要调整呼吸机模式和参数。若治疗有效,患者血气分析结果应趋于正常。若治疗无效,血气分析结果显示无改善或继续恶化。在机械通气治疗过程中,需根据患者病情严密监测动脉血气状况。

5. **体温** 观察气道分泌物量、色、性状和味,评估肺部感染变化情况。患者出现呼吸机相关性肺炎和原有肺部感染恶化时,可出现体温异常改变,应严密监测,及时报告医生。

6. **其他** 机械通气的患者上消化道出血发生率为 6%~30%。如果原发病为 ARDS 或 MOF,则发生率更高。应注意观察应激性溃疡所致消化道出血和有无腹胀。

(二)心理护理

1. **焦虑与恐惧** 机械通气患者常见的心理反应是焦虑与恐惧,主要与对机械通气的不理解、沟通交流障碍和撤机等有关。为缓解患者焦虑与恐惧心理,对于清醒患者,在机械通气前应向患者充分解释机械通气的目的、实施方法、患者可能会出现的感受和配合注意事项等。机械通气患者由于气管插管或切开,影响患者正常的语言沟通,因此必须与患者建立有效的沟通方式,如通过姿势、手势、面部表情和眼神等,也可通过写字板、卡片等与患者交流,增加视觉信息传递。对有书写能力的患者,可鼓励其把自己的感受和要求写出来,以供医护人员参考。撤机前做好患者心理护理,向患者解释撤机目的、方法、注意事项和撤机过程中、撤机后可能出现的反应及应对措施,消除患者顾虑。

2. **缺乏安全感** 引起机械通气患者不安全感的因素主要有:①担心呼吸机出现故障;②担心痰液堵塞气道;③担心医护人员不能及时发现病情变化;④担心管道脱落等。为增加患者安全感,在准备呼吸机时,应保证呼吸机性能良好并告知患者;按需要及时吸痰和清除呼吸机管道积水,保持气道通畅;加强床旁监护,让医护人员身影时刻都在患者视线内;关心、体贴患者,加强与患者沟通,及时发现患者不适并予相应处理等。

二、人工气道护理

机械通气相关人工气道主要包括气管插管和气管切开置管,护理重点包括人工气道固定、湿化和气管内吸引。

(一)人工气道固定

1. 气管插管　气管插管患者应严密观察导管固定情况,每班记录导管深度,及时发现导管移位。妥善固定导管,防止导管随呼吸移动。对使用胶布固定导管的患者要注意保护面部皮肤,防止皮肤撕伤。

2. 气管切开　气管切开患者应妥善固定气管导管,固定松紧度以可通过一根手指为宜。密切观察气管切开口皮肤情况,评估有无炎性红、肿和分泌物表现。观察导管固定带与颈项皮肤的接触处,评估有无皮肤损伤。

(二)气管内吸引

1. 吸引原则　吸引是一种具有潜在损害的操作,不应该把吸引作为一个常规,应在有临床指征时进行。尽量鼓励患者把分泌物自行咳出。

2. 吸引指征　包括:①在气管导管内看见明显分泌物;②患者频繁或持续呛咳;③听诊在气管和支气管处有明显痰鸣音;④可疑为分泌物引起的SpO_2降低;⑤气道峰值压力升高;⑥患者突发呼吸困难等。

3. 吸引压力　一般适宜的负压为150~200mmHg。压力过大易损伤气管黏膜引起出血等,过小不易清除气道分泌物。

4. 吸引方式　包括开放式和密闭式吸引方式。开放式吸引为传统气管内吸引方式,吸引前必须先断开患者与呼吸机之间的连接,容易出现气道分泌物和呼吸回路冷凝水外喷污染环境,同时断开呼吸机后peep消失,肺容量降低,容易出现肺内负压增加和低氧血症等。密闭式吸引对呼吸和循环影响较小,可减少吸引过程中肺容量损失和环境的污染。

研究证明声门下分泌物吸引可降低 VAP 发生率,护理时应注意使用负压 20~150 mmHg 行声门下吸引,定时检查吸引系统,保持吸引通畅。

5. 吸痰注意事项　吸痰前、后高浓度吸氧可避免出现低氧血症。吸痰管的直径不应超过人工气道导管内径的二分之一,以避免气道内较大的负压和尽量减少 PaO_2 的下降。每次吸痰时间不超过 15 秒,以降低低氧血症发生率。为颅脑损伤患者吸痰时,吸引的间隔时间应尽量超过 10 分钟,以免引起颅内压累积性升高。

(三)人工气道湿化

对吸入气体进行温化和湿化补充治疗是维持气道黏膜完整、纤毛正常运动及气道分泌物的排出,降低呼吸道感染发生的重要手段之一,常见的温化和湿化方法包括加热湿化器加热湿化、常温水-气接触加湿、雾化加湿、使用热湿交换器(人工鼻)和气管内滴注(或输注)加湿等方法。理想的气道湿化状态是使吸入气体温度达 37 ℃,相对湿度达 100%。机械通气时使用加热湿化器对吸入气体进行温化和湿化,湿化器内需加入无菌蒸馏水,不能加入生理盐水或其他药液。

(四)气囊护理

护理重点包括:①推荐使用高容量低张力气囊导管。②采用最小闭合容积法或最小漏气技术进行气囊注气。③气囊压力不超过 25~30 cmH_2O。④定时检查气囊压力,及时调整。

三、常见并发症及处理

使用机械通气得当可改善患者氧合,缓解低氧血症,减少呼吸做功,防止呼吸肌疲劳。使用不当会带来一些并发症,甚至危及患者生命。

(一)人工气道相关并发症

1. 脱管　与导管固定不佳和牵拉等有关,表现为呼吸机低潮气量报警、喉部发声和窒息等。出现脱管应紧急处理,保持气道通畅,应用简易呼吸器通气和供氧,必要时重新气管内插管。

2. 气道堵塞　由痰栓、异物、导管扭曲、气囊脱出嵌顿导管口、导管远端开口嵌顿于气管隆嵴、脱管等引起,表现为不同程度的呼吸困难,严重时出现窒息。出现气道堵塞应针对原因及时处理,如调整人工气道位置、抽出气囊气体、试验性插入吸痰管等。如气道梗阻仍不缓解,则应立即拔除气管导管,重新建立人工气道。

3. 气道损伤　与插管时机械性损伤、气道内吸痰、气道腐蚀、导管压迫气道和气囊压迫气管黏膜有关,表现为出血、肉芽增生、气管食管瘘等。为避免气道损伤,插管前应选择合适的导管,插管时动作轻柔,带管过程中保持导管中立位,合理吸痰,做好气囊护理等。

(二)机械通气本身引起的并发症

1. 呼吸机相关肺损伤　指机械通气对正常肺组织造成的损伤或使已损伤的肺组织进一步加重,包括气压伤、容积伤、萎陷伤和生物伤,临床表现为肺间质气肿、皮下气肿、纵隔气肿、心包积气、气胸和肺水肿等。为了避免和减少呼吸机相关肺损伤的发生,机械通气应避免高潮气量和高平台压,吸气末平台压不超过 $30\sim35\ cmH_2O$,以避免气压伤、容积伤,同时设定合适 PEEP,以预防萎陷伤。出现张力性气胸应立即行胸腔闭式引流。

2. 呼吸机相关性肺炎　指机械通气 48 小时后发生的院内获得性肺炎。VAP 与口咽部分泌物和胃肠内容物反流误吸密切相关,高危因素包括高龄、APACHE Ⅱ 评分高、急慢性肺部疾病、Glasgow 评分<9 分、长时间机械通气、过度镇静、平卧位等。预防措施主要包括:①半卧位,床头抬高 30°~45°。②避免镇

静时间过长和程度过深。③避免口咽部和胃内容物反流入口腔误吸。④进行持续声门下吸引。⑤规范使用呼吸机管道,不同患者之间必须更换呼吸机管道,长期带机患者定期更换。⑥做好口腔护理。⑦尽早撤机等。

四、呼吸机的撤离

当导致呼吸衰竭的病因好转后,应尽快开始撤机。延迟撤机将增加机械通气的并发症和医疗费用。过早撤离呼吸机又可导致撤机失败,增加再插管率和病死率。

(一)撤机指征

机械通气患者由于疾病的个体化差异,撤机指征也具有一定差异性。根据中华医学会重症医学分会机械通气临床应用指南(2006年),患者达到以下条件可考虑撤机,包括:①导致机械通气的病因好转或祛除。②氧合指标:$PaO_2/FiO_2 > 150 \sim 200$ mmHg,PEEP $\leq 5 \sim 8$ cmH_2O,$FiO_2 \leq 40\% \sim 50\%$,pH ≥ 7.25。COPD患者要求pH>7.30,$PaO_2 \geq 60$ mmHg,$FiO_2 < 40\%$。③血流动力学稳定,没有心肌缺血动态变化,临床上没有显著的低血压[不需要血管活性药的治疗或只需要小剂量的血管活性药物,如多巴胺或多巴酚丁胺$< 5 \sim 10$ μg/(kg·min)]。④有自主呼吸能力和较强的咳嗽能力。

(二)撤机方法

1. 直接撤机 适用于原心肺功能好,支持时间短的患者。若患者自主呼吸良好,且不耐受气管插管,可直接撤离呼吸机,让其自主呼吸。

2. 呼吸模式过渡 适用于原心肺功能较差,支持时间较长的患者,通过改变呼吸支持模式和参数降低呼吸机支持水平逐步过渡撤机,如使用SIMV、PSV等模式过渡。

3. 间接撤机 在脱机间隙使用射流给氧、T形管给氧等间接支持,逐渐延长脱机时间,宜在白天进行。

(三)撤机实施

选择充分休息后的上午进行撤机,此时患者状态较好,医护人员较多,能保证抢救及时有效。撤机后严密观察患者病情,包括呼吸状况、SpO_2、心率、血压等,及时发现不耐受撤机指征并进行相应处理。

(四)不能耐受撤机的指征

患者出现以下变化应立即恢复机械通气:①呼吸频率>30 次/分钟。②血压升高或降低超过 20 mmHg,心率增加或减慢超过 20 次/分钟。③PaO_2<60 mmHg,$PaCO_2$>55 mmHg。④出现烦躁、出汗及尿量进行性减少。

(五)呼吸机依赖及护理

呼吸机依赖是指机械通气患者使用呼吸机通气支持的实际时间超过根据患者病情所预期的通气支持时间的一种状况,患者至少有一次撤机失败。呼吸机依赖的原因包括生理和心理因素两方面,生理因素包括气体交换降低、通气负荷增加、通气需求增加、通气驱动力降低和呼吸肌疲劳等,心理因素包括不能控制呼吸模式、缺乏动机和信心及精神错乱等。

部分机械通气患者从生理指标看可以脱机,但由于怀疑自己的呼吸能力、缺乏信心等原因,担心脱机后出现呼吸困难和窒息等,因而不愿意脱机。对呼吸机心理依赖的患者,应确切告知其生理指标已达到脱机标准,鼓励患者尝试脱机,脱机时做好安全保障措施,床旁严密观察患者,及时向患者反馈其各项生命体征稳定的信息,增强患者对脱机的信心。

参考文献

[1] 陈安民,徐永健.医院感染预防与控制指南[M].北京:科学出版社,2013.

[2] 蔡东联.实用营养师手册[M].上海:第二军医大学出版社,1998.

[3] 蔡威,邵玉芬.现代营养学[M].上海:复旦大学出版社,2010.

[4] 曹伟新.外科护理学[M].3版.北京:人民军医出版社,2002.

[5] 陈桂涛,宫新华,吴桂玲.医院用新型多功能病床[J].临床工程,2010,25(7):105-106.

[6] 陈建国.药理学[M].北京:科学出版社,2007.

[7] 陈蕾,李伟长.临终关怀与安乐死曙光[M].北京:中国工人出版社,2004.

[8] 陈宁,叶陈前.实用疼痛治疗手册[M].北京:北京医科大学和医科大学联合出版社,1995.

[9] 陈皮.睡眠的革命[M].北京:经济管理出版社,2008.

[10] 陈萍,陈伟,刘丁.医院感染学教程[M].北京:人民军医出版社,2003.

[11] 陈士新.医院感染的管理与控制[J].中华医院感染学杂志,2009,19(20):2751-2752.

[12] 陈慰峰.医学免疫学[M].4版.北京:人民军医出版社,2004.

[13] 陈文彬,潘祥林.诊断学[M].8版.北京:人民卫生出版社,2013.